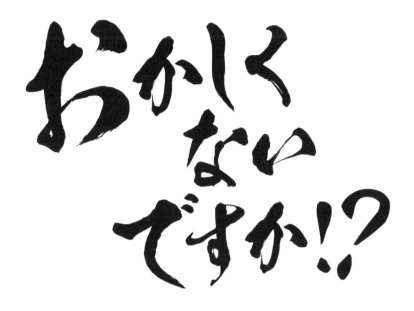

おかしくないですか!?

日本人・謎の大量死
―― 知ってください、衝撃の事実

日本の人口増加を目指す男
藤江成光

方丈社

はじめに

　はじめまして。ご存じの方は、いつもお世話になっております。

　日本の人口増加を目指す男、藤江です。

　以前は国会議員秘書をしながら、YouTubeで人口問題・少子化問題に関する動画配信を行っていました。

　日本が直面している最大の問題は、急激な人口減少だと言えます。

　日本は、社会構造として世界で最も高齢化が進んでいる国のひとつであり、出生数・出生率も急激に低下していることは、どなたもご存じのことだろうと思います。

　国の存続に関わる、本当に深刻な問題です。

　とくに私の住む千葉県勝浦市は、市であるにもかかわらず人口は約1万5000人。関東地方で一番人口の少ない市です。

　この少ない人口に追い打ちをかけるように、毎年400〜500人のペースで人口が減少してきました。約35年前、私が小学生の頃は同級生が36人いました。今、私と同じ小学校に娘が通っていますが、同級生はたった4人。令和7年度で閉校が決まりました。

　〝人口減少の先進地区〟に住むものとして、創意工夫と行動によって新しい地域づくりを目指そうと思い、2021年3月に、14年務めた国会議員秘書を退職しました。

　しかし、時代はいわゆるコロナ禍の真っ最中。コロナ禍を終わらせてくれる「救世主」と期待された、新型コロナワクチン接種がちょうど始まった時でした（医療従事者の接種開始が2021年2月。一般の高齢者の接種開始が同4月）。

日本で「異常な大量死」が起きている？

2021年5月以降、日本の死亡数の増加が見られ、新型コロナワクチンによって人が亡くなっているのではないかいう言説がネット上に出回りました。

今回の新型コロナワクチンはmRNAワクチンといい、これまでの生ワクチンや不活化ワクチンと違い、ウイルスの「設計図」のようなものを注入し、体内でウイルスの一部を再現するという画期的であり、未知のものです。何が起きるかわからないワクチンだから、ワクチンを打った人がたくさん亡くなってしまっているのではないか……。

まさか、そんなことが起こるのでしょうか。

当時私は、2020年の死亡数が少なかった（後述します）ために、相対的に2021年の死亡数が多く見えるのではないかと考え、ワクチンによってたくさんの方が亡くなっているという言説については、あまり騒がないほうがいいのでは、と考えていました。

2022年2月、誰が見ても明確な大量死が始まった

しかし2022年2月、誰の目にもハッキリとわかるような形で異常な死亡数が記録されました。コロナや高齢化では説明できない異常な大量死です。

ちょうど、新型コロナワクチンの3回目接種が盛んに行われている時期ではありましたが、関係があるのかどうかわかりません。

私は、これを「日本人の謎の大量死」として、連日自分のYouTubeチャンネルで注意喚起し続けてきました。

そして、約3年が経過し2025年になった今も、納まることなく謎の大量死が進行しています。

皆さんは、この日本人が異常に多く亡くなっている現象を、テレビや新聞

が伝えているのを見たことはありますでしょうか？　ほとんどないはずです。あったとしても、「高齢化のために火葬場が順番待ちになっている」という、本当の原因には踏み込まず高齢化で片付けようとするものや、「超過死亡、現在は見られず」など、事実が明らかになって問題化しないように火消しするような内容のものでしょう。

そして、YouTubeなどのインターネットでこのような内容に踏み込んだ発信をすると〝削除〟される現象が起きています。

私はこれまでYouTubeに投稿した動画を43回削除されています。

本書では、どのような動画が削除されたのかも紹介していますが、「えっ？この内容で削除？」というような、信じられないようなことが起きているのです。

「謎の大量死」──これ自体が異常なものですが、この重大な事実をほとんどの国民が知らないという、さらなる異常事態下にあるのです。

私は約3年間、この事実を伝えることに専念してきたといっても過言ではありません。1日も休まずYouTubeを更新し、全国を講演してまわり、街頭でビラを配り、最近では本書に掲載されているようなグラフを街頭で映せるように、大きなスクリーンとプロジェクターを使って街ゆく人に伝えています。

2023年からは記者となり、厚生労働大臣に直接この問題を訴え続けてもいます。

どうぞ、本書のグラフをコピーして使ってください

「日本人の謎の大量死」という異常事態を、もっと多くの方に知っていただくために、本書を作りました。

とにかくわかりやすく、目で見るだけでも理解できる本を目指しました。

文字での説明だけではなく、なるべくグラフを使っています。そしてグラフも、時間の経過とともに変化していくようすがわかるように工夫しています。グラフや資料が見やすいように、全ページをカラーで印刷してあります。本が苦手な方でも読み切れるように、ページ数もなるべく少なくまとめました。

　本のサイズは、普通の単行本より一回り大きなサイズで、ページを開くとちょうどA4サイズになります。PUR製本という特殊なノリを使う加工の仕方で、ページをグッと大きく開いても本がバラバラに壊れないように作ってもらっています。

　この事実を大切なご家族や友人、知人、職場の同僚などに知らせたいと思われたなら、どうぞ遠慮なくページをグッと開いてコピーして、説明してあげてください。

　グラフを作る元になるデータは、厚生労働省などの公的機関から公開されているものや、地方自治体などに情報公開を求めて得た「誰でも知ることができる」ものばかりです。

　事実を可視化したもの、と考えていただければと思います。

「日本人の謎の大量死」異常事態です！知ってください！

2025年3月

藤江 成光

目 次

002 | はじめに

1章 | おかしくないですか!? 日本人・謎の大量死
なぜ、こんなに大量に人が亡くなっているんですか?

012 | コロナ3年目の2022年、死亡数の爆発的増加で腰を抜かす
016 | 2022年から始まった「日本人・謎の大量死」
017 | 「藤江グラフ」を見ていただく前に
020 | パンデミック元年、死亡数減の不思議
023 | 2022年、日本に何が起きたのか?
033 | 大量死が起きている原因はコロナ?
035 | ワクチン接種のタイミングと死者激増のピークがピタリと一致?
038 | まさか?「打てば打つほど危険」だったの?

2章 | おかしくないですか!?
空前絶後のワクチン被害
最大の薬害を"ないこと"にしているのは誰ですか？

042	予防接種健康被害救済制度の認定数を見る
044	接種回数が多いから健康被害が多いのは仕方ない？
046	被害賠償のための"追加"予算が驚愕の金額に
048	何だ、この男女差は？　被害認定事例の集計結果
052	これが安全性の根拠？　「副反応疑い報告制度」
055	「製薬マネー」にまみれた審議会
056	厚労省公表の健康被害の数字は氷山の一角
058	■ 本当の救済とは何だろう
060	■ 若い男性の「心膜炎・心筋炎」リスクが高いわけ

3章 | おかしくないですか!?
マスメディアとSNS、その深き闇
"報道しないだけ"以上の罪深さと"情報操作による洗脳"の怖さ

062	これほど死亡数が増えているのに「超過死亡ゼロ」の謎
067	動かされた「ゴール」
068	「ワクチン遺族」を「コロナ遺族」に見せかけようとしたNHK
070	遺族を5回取材し、予告映像まで流し、結局放送を止めたTBS
072	YouTubeでワクチン問題を発信するとどうなるか？
074	なぜこれが？　実際に削除された私の動画
077	知らぬ間に削除基準を変えるYouTubeのルール
079	SNSによる制限の陰に隠されていた米政府からの圧力
080	■ 本当のことを伝えようとするメディア

4章 | おかしくないですか!? データが示すのは最悪の"薬害"
地方自治体に情報開示請求してわかった「死のロット」の実在

082	死亡者の接種歴を調べてください！
083	人口約5万人の自治体で起きた"事件"
085	これだけ？　少なすぎる接種3日以内の死亡報告数
089	ワクチンのロット差が生死を分けたのか？
092	■ コロナワクチンのロット差について
093	死亡者の接種歴と謎の大量死の関係を確認
095	「ワクチン接種からのコロナ感染」で最悪の事態に？
096	健康被害を容認できるほどの効果などあったのか？
100	厚労省も認める"ワクチンが原因の自殺"が増加中
102	■ 自治体に感謝

5章 | ひっくり返しませんか？ 今のおかしな日本
大切なのは、知る、動く、伝える、繋がる、諦めないこと

104	今、目の前で起きている"大量死"をどうするのか？
105	唯一の手ごたえ
106	常識を覆す異形グラフ　大阪府民の謎の大量死
107	「大虐殺」──北九州市の謎の大量死
110	街頭に立つことで感じる街の人の意識変化
111	被害者・遺族の声を届けることの大切さ
112	最大の危機はこれからか？──2025年1月、超異常な「謎の大量死」発生
115	厚生労働大臣は「把握していない」

117	この本で「謎の大量死」のことを初めて知ってくださった皆さんへ
118	おわりに
120	日本がアレしてしまう前に

1章

おかしくないですか!?
日本人・謎の大量死

なぜ、こんなに大量に
日本人が亡くなっているんですか？

コロナ3年目の2022年、
死亡者の爆発的増加で腰を抜かす

　私が、いわゆるコロナ禍の期間中、日本人に異常事態が起きていると確信を持ったのは、2022年2月の死亡数について知った時からでした。

　まず、次の「日本の年間死亡数」というグラフをご覧ください。
　細かな説明はこのあと順々にしていきますが、ヨコ軸に西暦2010年から2030年まで目盛が振ってあります。タテ軸が死亡数で、一目盛が5万人単位です。
　オレンジ色の棒グラフは、厚生労働省の「人口動態統計」で発表されている、その年の日本の年間死亡数を示したものです。

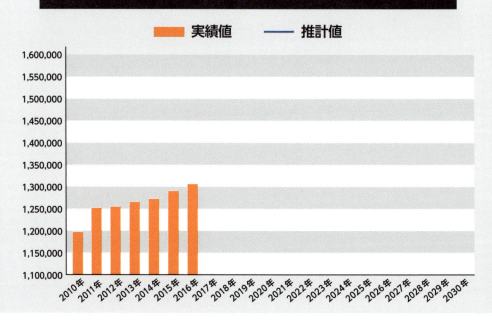

2010年から、死亡数が右肩上がりに増加していることがおわかりかと思います。だいたい1年で2万人前後死亡数が増えていますが、これは日本の人口分布を反映したものです。
　高齢化が進んでいますが、人口分布で予想されたとおりの死亡増加と考えられています。つまり、死亡数が毎年増加していること自体は自然増とされ、特に大きな問題ではないのです。
　2010年と2011年の間にはかなり大きな差があることがおわかりかと思いますが、ここはもちろん2011年3月11日に、あの東日本大震災に伴って亡くなられた方がたくさんおられるためです。
　地震と津波による死者は1万5900人。行方不明者2525人、そして、震災関連死として認定された方は復興庁によると3794人とされています。
　年次を進めた次のグラフを見てください。

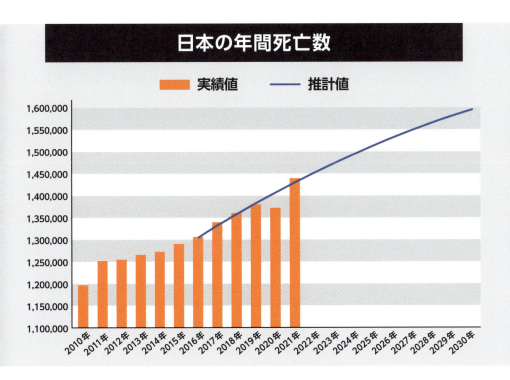

16年から伸びている青色の右肩上がりの線は何かというと、これは国立社会保障・人口問題研究所という厚労省所管の研究所が2017年に発表した「死亡数の推計値」で、日本の年齢別人口分布などを詳細に分析したうえで、統計学的に導き出された今後の死亡数の推計値（中位推計）です。

　これも、過去の実績値と同様に、おおよそ前年比で2万人前後の死亡数増加を見込んだものになっています。

　2017年、18年、19年の実績値を重ねてみると、ほぼ予測値の通り、ピッタリ重なっています。さすがですね。人口分布が明確で、高齢者が何人いるか、男女比がどうかもわかっていて、平均的な死亡率をもとに計算しているので、それほど大幅に狂うことはないはずなのです。

　そして2020年は、1月から日本で新型コロナウイルス（COVID-19）が騒がれ始めた「コロナ元年」とも言える年です。あれほど日本列島を恐怖に陥れたコロナ・パンデミック元年ですが、不思議なことに死亡数は予測を明確に下回っています。2019年の死亡数より、実数で8338人減少しています。推計値よりも約3万5000人下回っています。

　そして2021年を重ねてみると、死亡数は〝元の予測値〟を少し超える程度にまで増加しています。当初予測のレベルまで戻ったようにも見えるわけですが、2020年から数えると、増加数は実数で6万7101人。この数字は対前年死亡者増加数としては「戦後最大」ということになります。

　思い出してください。2021年の2月、日本では米欧各国から数カ月遅れて最初の新型コロナワクチン接種が始まりました。

　最初は医療関係者から接種がスタートし、4月以降に、まず高齢者や既往歴のある人を優先する形でワクチン接種が進められ、日本人全体のおよそ8割が2回の接種を行ったとされています。

　このワクチンは、それまでのあらゆるワクチンと違って、ウイルスの遺伝子の情報を体内に入れ、自分自身の細胞内でコロナウイルスに対する抗体を作らせるという仕組みで、人類に対して歴史上初めて使われる方式のものでした。

　mRNA（エム・アールエヌエー）型ワクチンといいます。

通常なら軽く10年くらいかかるワクチン開発も、最新の生命科学技術を駆使してコンピュータで設計し、わずか数カ月で完成させたとされ、当初は高い「予防効果」があるとされていました。

　テレビや新聞をはじめ、あらゆるメディアによる連日連夜の「コロナ陽性者数の報道」や、「思いやり接種」などという猛烈なキャンペーンや、過去に例のないほど大型の「集団接種会場」が全国に用意されたり、「職域接種」など、巨額な予算に支えられた特例的な方法のおかげで8割を超える日本人が、このワクチンを体内に入れたのです。

　日本全国で、1日に100万回を超える接種が進められた日も少なくありません。ともかく、日本中で画期的な効果のある最新のワクチンを「打って打って打ちまくった」わけです。

　2021年というのは、そういう1年だったはずです。

　命を守るために万全の対策が施されたにもかかわらず、対前年の死亡者数が「戦後最大」になったというのが現実でした。

　さて、私が本当に驚愕したのは、2022年の死亡数を見た時でした。

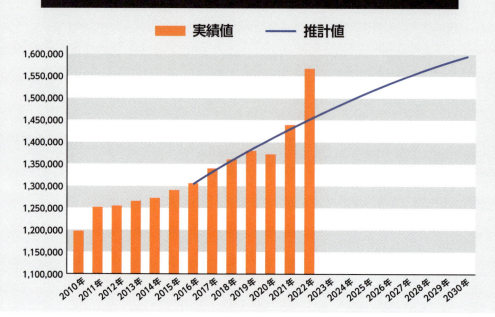

2022年から始まった「日本人謎の大量死」

　2022年の死亡数をご覧ください。
　オレンジの棒グラフが青色の推計値をはるかに超えて突き抜けていますね。一目見るだけで2021年の死亡数を<u>優に10万人以上超えている</u>ことがおわかりかと思います。
　実数で156万9050。過去最大の死亡数増を記録した前年・2021年の死亡数が143万9856人でしたから、一気に12万9194人増えてしまったわけです。

なんですか、これは？
おかしくないですか!?

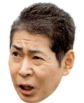

　日本人にいったい何が起きたというのでしょう？
　そしてもう一つ、もっと重要なこと。
　あなたは、これほどの重大な事実をご存じだったでしょうか？
　連日連夜、「本日のコロナ陽性者数」の推移を一生懸命に発表していた日本中のメディアが、まったくこの事実を伝えていないのです。なぜですか？
　ここで視点を変えて、毎月の死亡数がわかる別のグラフをご覧いただきます。

藤江グラフを見ていただく前に

　これからご覧いただくグラフは、私のYouTubeのフォロワーの方たちからよく「藤江グラフ」と呼ばれているスタイルのものですが、厚労省が月ごとに発表している人口動態統計速報として発表された全国の死亡数を、1月から12月まで、各月ごとに折れ線グラフにまとめたものです。
　まず、2010年から2024年までの流れを見ていきます。

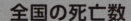

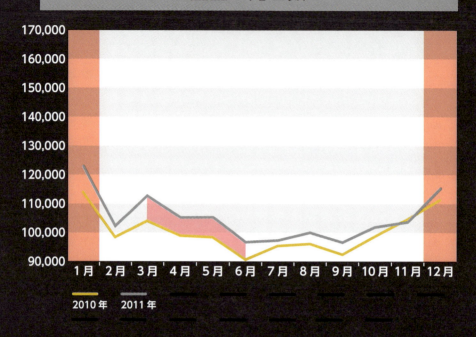

　まずは、2010年と2011年です。
　このグラフを見ていただくポイントの一つは、タテの変化に注目して、1月なら1月同士、8月なら8月同士という形で、毎年同じ月の数値の変化を比較して、どのように増減しているかを見ていくということです。
　前提としてご理解いただきたいのは、<u>基本的に冬場、とくに1月や12月の死亡者数が多い</u>ことです。逆に、6月あたりは例年死亡数が一番少ないのです。
　さて、グラフを見る場合にもう一つご注意いただきたいのは、2月は28日間（閏年以外）なので、絶対数が少なくなる点です。
　グラフを見て、ひとめで左右の端が高く（赤くしてあります）、真ん中が低いこと、つまり1月や12月の死亡数が多く、6月の死亡数が少ないことがおわかりいただけるかと思います。2010年と2011年を見ていただくと、3～6月はかなり「すき間」が空いています。これは基本的には珍しいことで、前年同月どうしを比較すると、前の年から大きな増減があったことを示しま

す。前述した通り、2011年には東日本大震災という未曾有の大災害があったため、3月〜6月くらいまでは、目に見える形で死者の激増が起きたことがわかります。ピンクに塗られた「面積」に意味があるわけです。

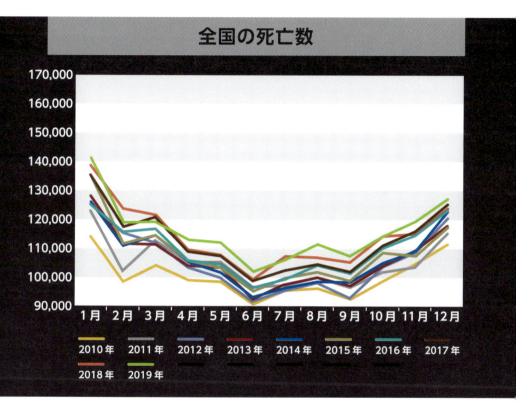

2012年〜2019年までの死亡数を反映させたものが、上のグラフです。

大震災があった2011年を除けば、前年同月から大きく開くところはなく、前年の折れ線と重なったり前後したりしながら、だいたいはまとまっていながら、わずかずつ上に来ている（増えている）ことがおわかりでしょうか？

全体が、例年同じような増え方で、帯を少しずつ太くしているような感じです。日本の年齢構成上、高齢化に伴って毎年2万人前後、年間の死亡数が増加すると予測されていたのですが、そのとおりの結果が示されていることを示しています。これが「平時」の流れです。

少し流れが違うのが、次の2020年です。

パンデミック元年、死亡数減の不思議

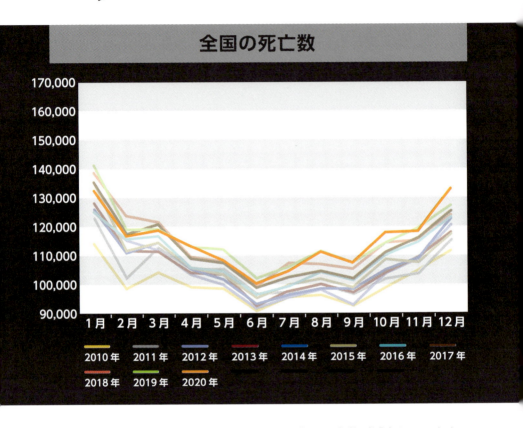

　前述のとおり、たいへん珍しいことに2020年は死亡数が減少しています。わかりやすくするために、前年までの折れ線の色を少し薄くしています。
　（高齢化の進行によって前年より死亡数が増加する影響で）前年より死亡数が増え、少しだけ上に来る流れだった折れ線のラインが、2020年は10月と12月以外は、それ以前の年を下回るか並んでいます。）
　思い出してください。2020年といえば、まさに日本ではパンデミック元年。3月には小中高の学校が一斉休校となり、4月には東京など7都府県で「緊急事態宣言」が発令され、日本中が恐怖におののいていた年です。
　外出や他県への移動も制限され、誰も彼もがマスクを着用して、顔さえわ

からなくなっていました。朝から晩まで、テレビでも新聞でも「コロナ陽性者数」を発表していた、あの年です。県外ナンバーの車に、心ない嫌がらせの紙が貼られていたなどということもありました。

欧米各国では死亡数が激増し、厳しいロックダウンが実施されたり、病院でパニックが起きているようすなども伝えられたりしていました。

およそ100年ぶりに日本を襲った〝パンデミック〟に対して、日本全国ですべての国民がビクビクし、会社でも社員の出社を禁止してリモートワークに切り替えるところが続出しました。
誰もがマスク着用を半ば強いられ、マスクをしないと施設の中に入れてもらえませんでした。
子どもたちは自由に同級生と会うことさえできませんでした。

しかし、まん延した恐怖のシナリオの裏で、日本人の死亡数は減少していたのです。不思議ではないですか？

まだ、新型コロナワクチンはこの世に存在せず、誰一人打っていなかったのですよ。
そして、この事実を知らせ、「なぜなのか？」を考えるような報道は一切なかったと記憶しています。不自然だと思うのは私だけでしょうか？　そして、2021年をここに重ねます。

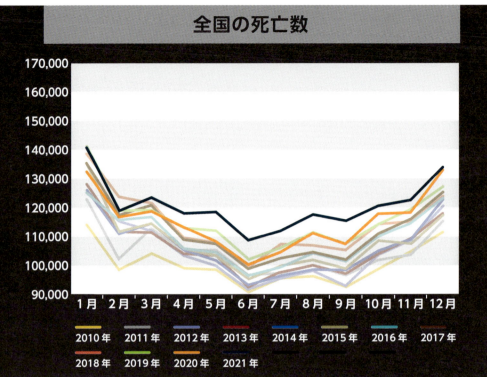

　2020年とはかなり大きな開きがありますね。死亡数が増加したのです。
　それまでのまとまった束からは、やや大きな開きがあることがおわかりでしょうか？　4月以降は、それまでよりかなり増加していますね。
　ご承知のとおり、2021年は、2月から医療従事者を皮切りに新型コロナワクチンの接種が開始された年です。
　そして、**2022年に衝撃の変化**が始まります。

2022年、日本に何が起きたのか？

まず、2022年3月まで表示します。

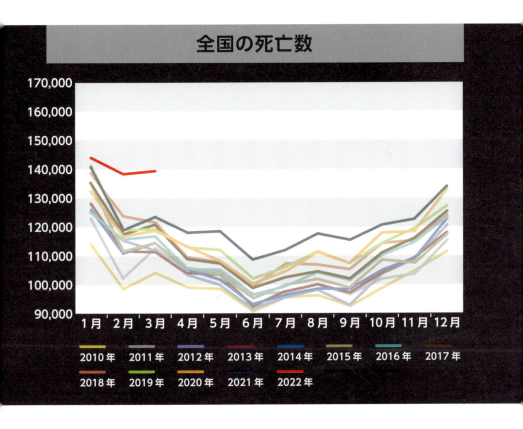

おかしくないですか!?

2月、そして3月と、**かつてない死者の激増**が起きていることがおわかりでしょうか？　これは"異常な大量死"を意味しています。

続けます。

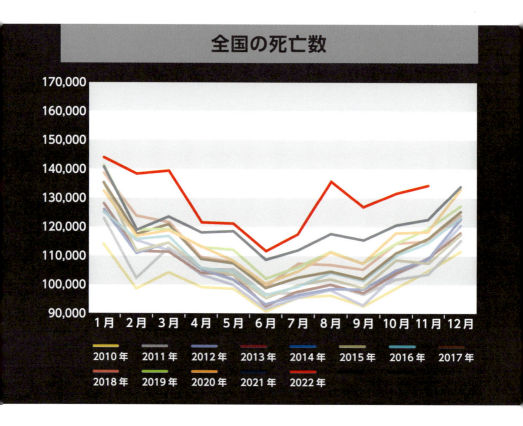

　4〜7月は、死亡数としては過去最高ですが、2、3月ほどの〝異常さ〟はありません。しかし、8月にまた突出した死亡増が見られます。
　死亡数の爆発的な増加は、その後9、10、11月も続きます。前年同月とこれほど大きな開きが生じたことはありませんでした。
　しかし、本当の恐怖はここから始まるのです。

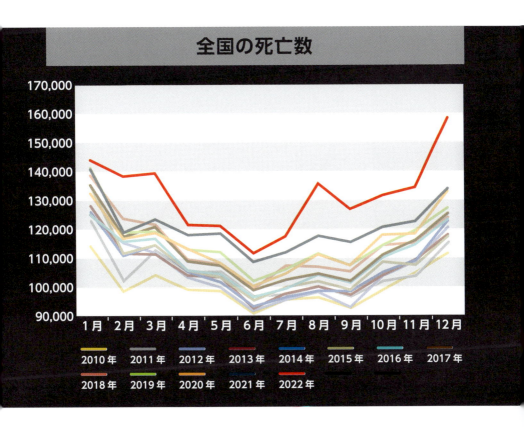

　12月、その差はさらに劇的に広がります。講演会でもグラフをこのように徐々にお見せするのですが、だいたいここで大きな悲鳴が上がります。過去十数年で一度もなかった死者激増が起きていたのです。そして2023年1月。あなたは、次のページで起きることを想像できるでしょうか？　死亡数、あなたの予想ではグラフのどこに来ると思いますか？　考えながらページをめくってください。

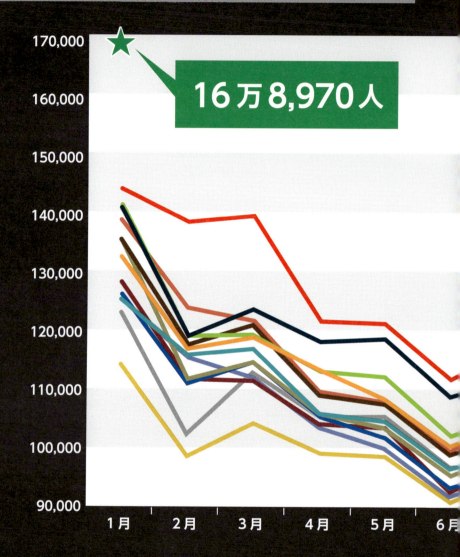

全国の死亡数

16万8,970人

「日本人・謎の大量死」が起きているのです。

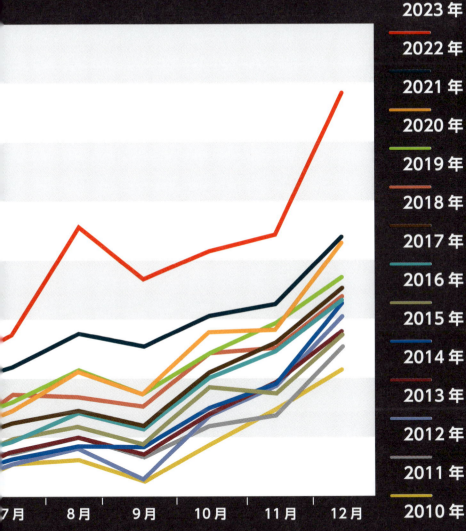
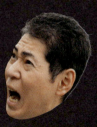

おかしくないですか!?

全国の死亡数

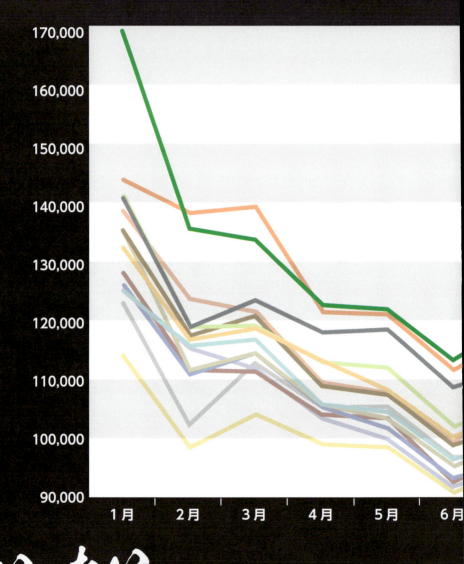

いったい、
何が原因なのでしょうか？

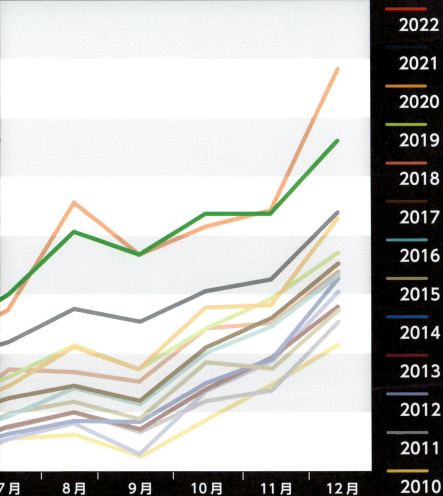

全国の死亡数

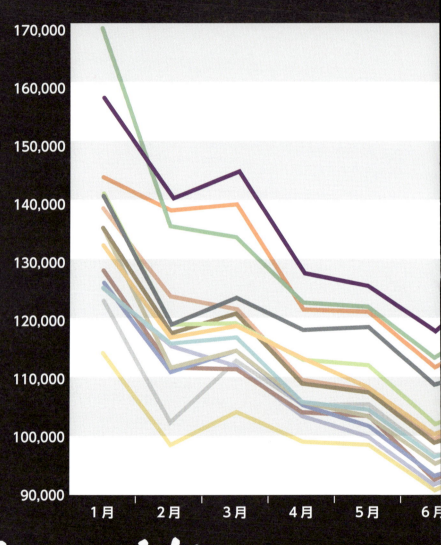

たいへんな
異常事態です！

1章 | おかしくないですか!? 日本人・謎の大量死

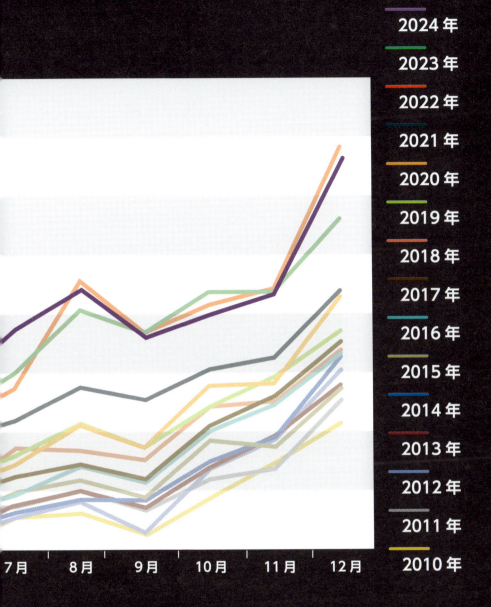

日本人の大量死は2022年の2月に始まり、2023年1月に空前の爆発をみせましたが、実は2022年、2023年、2024年と年間を通しての死亡数は前年より増加してきています。ここまでグラフでお伝えしましたが、数字でもお伝えします。次の表を見てください。

戦後(1947年〜)前年比で死者増加が多かった年
〈 上位10年 〉

順位	年	死者増加数（人）
1	2021	67,054
2	2011	56,054
3	2005	55,194
4	2010	55,149
5	1995	46,206
6	1999	45,547
7	1988	41,842
8	2008	34,073
9	1980	33,137
10	2003	32,572

2022年
129,194人

しかも、比較対象の2021年は
戦後最大の前年比増加幅だった。

日本の死亡数は、これほど増減した
2022年をも毎年更新している。
日本人になにが起きているのか？
今、動き出さないと手遅れになる。

数値はいずれも厚労省・人口動態統計（確定数）より

　この表は、今と同じ形で記録が残されている1947年以降、死亡数を前年と比べてみて、大きく増加した年を調べた結果です（厚労省の人口動態統計の確定数の集計による）。

　対前年で3万人を超える死者が出ると、過去75年のうち上位10年にランクインしていました。ご覧いただければわかるように、2021年の6万7054人という突出した死亡者増を記録するまでは、東日本大震災のあった2011年が最大値だったのです。

　しかし、**2022年の対前年死者増加数は12万9194人（年間死者総数は156万9050人）**と爆発的です。

　いったい日本人に何が起きたのか？　いや、起きているのか？

13万人も増えるって、絶対おかしくないですか!?

　原因が「高齢化」によるものではないことは、すでにおわかりかと思います。では、「やはりコロナなのでは？」とお考えでしょうか？
　大量死の原因は何だというのか？　真相に迫っていきます。

大量死が起きている原因はコロナ？

　「日本人の大量死が起きている」ことは、まぎれもない事実です。ここから全てをスタートさせなければいけません。
　「日本人がたくさん亡くなっている」というと、ほとんどの人は「高齢化社会になっているから、お年寄りが亡くなるのは世の習いで仕方ない」と考えるか、「やはり新型コロナに感染して亡くなる人が多いのかな。今までなかった病気だし」と思われる方が多いようです。
　しかし、日本で2020年以降に起きている現実は、高齢化という人口構成の要素を前提に予測されたデータから、はるかにかけ離れた死亡増加であることは、すでにおわかりいただけたかと思います。
　では、その原因は何か？　「コロナ」なのか？
　2022年の全体の死亡数が対前年で約13万人増えたのに対して、新型コロナによる死亡は対前年比で約3万人増でした。これは、厚労省が公表している数字ですが、私は「本当にコロナが直接の死因なのかどうかわからないぞ」と、疑っている部分があります。もっとハッキリ言えば、大幅にかさ上げされ、水増しされた数字なのではないかと思っています。
　仮にコロナが本当に3万人近く死亡数を押し上げていたとしても、前年より13万人近く増加した死者のうち、残り10万人以上の方が死亡した理由は、まるで説明できないのです。

ここで、死亡者激増の大きな流れを見てご理解いただくため、一度先ほどの年ごとの死亡数と推計値のグラフに戻りましょう。
　ご覧いただばわかるように、2022年に引き続き、2023年も2024年も棒グラフは青色で引かれた推計値を大きく突き破ってしまっていますよね。一目瞭然で当初の推定値を約10万人超えています。

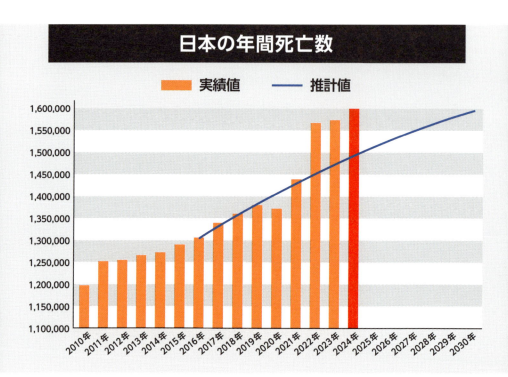

3年連続
おかしくないですか!?

034　1章｜おかしくないですか!?　日本人・謎の大量死

ワクチン接種のタイミングと
死者激増のピークがピタリと一致？

　ここまで、藤江グラフを見てきていただきましたが、どう感じておられるでしょう？

　私が最初に腰を抜かしたのは、**2022年2月、3月**に考えられないほど突出した死亡者が出ていたことを知った時です。その後、落ち着くのかと思いきや、8月以降も死亡数が激増し、その流れは2022年後半もずっと続き、**12月にはピーク**になったわけです。

　さらなる驚愕は、続く**2023年1月**でした。

　それまで過去最多だった前年同月の死亡者数が14万3992人。それが一気に16万8970人へと、2万5000人近くも増えてしまったのです。繰り返しになりますが、2011年に発生した東日本大震災での地震と津波による死者が1万5900人ですから、あの大災害を「たった1カ月だけ」でそれを1万人近く上回る死者が出ていたとは、**本当に恐怖しかありません。**

　新型コロナによる死亡者では全く説明できない数の人たちが亡くなった原因はどこにあるのか？

　このように、予測を超える死亡は「超過死亡」と呼ばれ、世界中で感染症等の影響を評価するうえで大切な指標とされ、世界中で研究されています。ちなみに、英語では excess death とか excess mortality と表現されるようです。

　私はまず、**2022年2～3月の超過死亡に注目**しました。1週間ごとの超過死亡数の推移を見ると、2月の終わりから3月の初めをピークとした山型の推移をしていることに気づきました。ちょうどその頃、**新型コロナワクチンの3回目接種が盛んに行われていた時期だった**ので、ワクチン接種数と死亡数のグラフを作ってみました。死亡者のほとんどを高齢者（65歳以上）が占めますので、接種数も高齢者に限定してグラフにしてみました。

　それが次のグラフになります。

035

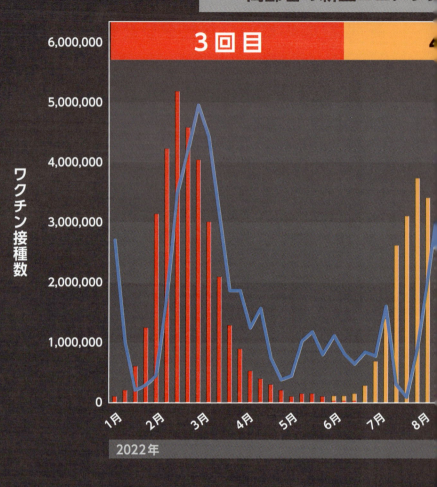

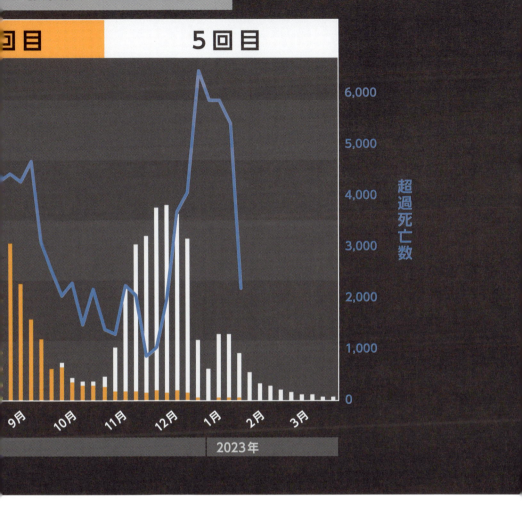

　タテの棒グラフは、1週間ごとのワクチン接種者の数を示したもので、左から赤が3回目接種、黄色は4回目接種、白は5回目接種のタイミングと人数を示したもので、左のタテ軸はワクチン接種数、重ねてある青色の折れ線は、超過死亡数の変化を示したもので、その人数は右のタテ軸に示してあります。

まさか？
「打てば打つほど危険」だったの？

　グラフをご覧になって、どう思われましたか？
「なにこれ？　ワクチン接種した人数の山にちょっとだけ遅れて超過死亡が増えているように見えるけど。山の形もそっくりで、しかも接種回数が増えるほど死亡者が増えている」
　と、驚かれた方が多いのではないでしょうか？
　こんな相関性を示すグラフは、どこのメディアでも見たことはないはずです。
　前ページのグラフを接種回数ごとに改めて見ていただきます。
　まるで、「接種したら死亡者が増える⇒接種が減れば死亡者が減る⇒また次の接種を開始すると死亡者が増え⇒接種回数の減少に伴って死者も減る」というサイクルを繰り返しているように、私には見えます。

　私は医師でも薬学の専門家でもなければ、統計学も専門ではありません。だから、このグラフを見てワクチン接種と死亡者増加の間に因果関係があるとは言いません。
　でも、これを見ていると素直に思うのです。

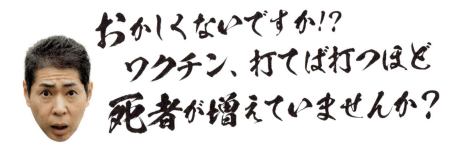

おかしくないですか!?
ワクチン、打てば打つほど
死者が増えていませんか？

「こんなグラフ、初めて見たし、ワクチン接種後に死亡者が激増しているなんて、誰一人言っていなかったぞ」
「NHKも朝日新聞や読売新聞も、まるきりそんなこと報道してないのに、

信じられるか！」

　と不審に思われている方も多いのではないでしょうか？

　ありがたいことです。そういう方に、「あたりまえの事実を知ってもらうこと」を目標に活動をしてきたのですから。

　実は、新型コロナワクチンの健康被害について、厚労省のホームページを調べてみると、空前絶後の異常な数字が確認できるのです。

　次章では、謎の大量死の原因となっている可能性のある新型コロナワクチンが、接種開始から約4年経過した今、国の公式資料ではどのように公表されているのかを見ていきます。

　こちらもまた、誰でも分かるレベルで、異常事態が起きています！

どうか、知ってください、本当のことを。

2章

おかしくないですか!?
空前絶後の
ワクチン被害

これほどの惨事を
"ないこと"にしているのは誰?

1章で、2022年から日本人の謎の大量死が起きていること、超過死亡の増減と新型コロナワクチン接種数が〝連動〟しているかのようなグラフを紹介しました。

　この章では新型コロナワクチンの健康被害について、国の公式資料ではどのようになっているのか、主に数字を中心にお伝えします。

　メディアはほとんど報道しませんが、実は極めて異常な数字が公表されています。

予防接種健康被害救済制度の認定数を見る

　日本には、1977年2月から、予防接種に伴って発生した健康被害を認め、死亡した場合には死亡一時金等を、あるいは後遺症治療のための医療費等を給付する制度が運用されています。

予防接種健康被害救済制度

データ元：厚生労働省　2025年3月18日公表分まで

期間：1977年2月～　約48年間

これまでの
全てのワクチン
※新型コロナワクチンを除く

3,718件 認定

期間：2021年2月～　約4年間

新型コロナワクチン

8,988件 認定

進達受理件数　13,163件

さらに❶　審査未了は 696 件　※参考：これまでの認定率約72%

さらに❷　申請件数は今なお毎月200～300件ほど増えている

新型コロナワクチンを除くこれまでの全ての救済認定数は、**3718件**でした。これで過去約48年間分です。

　一方、2021年2月に開始された新型コロナワクチンによる救済認定件数は約4年間で**8988件**です。（データはともに2025年3月18日公表分まで）

　参考までに、進達受理件数（厚労省に申請が届いた件数）は1万3163件。審査されると約72％が認定されています。まだ審査未了が696件あり、申請は今なお毎月200～300件のペースで増加していますので、この数字はまだまだ増えそうです。

　わずか4年間で、厚労省が認めた救済認定件数は、単純計算で過去48年間の全ての「他のワクチン」の約2.4倍もの被害が出ているわけです。

　救済認定事例の死亡認定数を調べると、さらに驚くべきことがわかります。

予防接種健康被害救済制度　死亡認定数

2025年3月18日公表分まで

期間：1977年2月～　約48年間

これまでの全てのワクチン
※新型コロナワクチンを除く

159件認定

期間：2021年2月～　約4年間

新型コロナワクチン

994件認定

※新型コロナワクチン「死亡」申請
1,694件 → 認定 994件／否認 592件　審査未了 **108件**

コロナワクチンの死亡認定者は994名です。

　一方、過去48年間の「新型コロナワクチンを除く」全てのワクチンによる死亡認定数は、159名なのです。新型コロナワクチンが6倍以上、死亡認定されているのです。

新型コロナワクチンによる「死亡」の救済申請は、これまでに
1694件提出され、うち認定：994件、否認：592件という内訳です。
　審査未了が108件あるので、この本が店頭に並ぶ頃には死亡認定者は1000
名を超えることになってしまいそうです。

新型コロナワクチンは接種回数が多いから
健康被害が多いのは仕方ない？

　48年分の他のワクチンと、4年分の新型コロナワクチンの救済制度認定数
の比較をすると、よくある反論が「新型コロナワクチンは短期間に非常に多
く接種したのだから、ある程度健康被害が出るのは仕方ないのではないか。
むしろ接種回数を考えると、健康被害は少ないのではないか」というものです。

　また、厚生労働大臣の記者会見でも武見敬三大臣（当時）は、
「新型コロナワクチンと他のワクチンでは接種頻度や接種対象者等が異な
ることから、健康被害救済制度の認定件数を単純に比較することは適切では
ない」
　と、私の質問に対して答えています。

　そこで今度は、新型コロナワクチンと他のワクチンの「接種回数」と「接
種対象者」を揃えた状態での比較をしたいと思います。

　比較対象として、季節性インフルエンザワクチンを選定しました。
　新型コロナウイルスと季節性インフルエンザは、どちらも現在感染症法上
の5類に分類され、症状も似ており、同じようなリスクがあるので比較対象
として違和感はないかと思います。

　2つのワクチンを比較するために、条件を揃えます。

両ワクチン接種者の中から、65歳以上の人を抽出すると、新型コロナワクチンの総接種回数は1億9347万2186回になります。

（2023年3月18日公表分までの回数）

　インフルエンザワクチンを接種した65歳以上も同様条件に揃えようとしたところ、2012年〜2021年の10年間の総接種回数が、1億7922万1430回と、ほぼ同程度になるので、公平な条件で比較ができると考えました。下のスライドが、その結果です。

季節性インフルエンザワクチンと新型コロナワクチンの 65歳以上の接種数と救済制度死亡認定数

インフルエンザワクチン

総接種回数　　1億7922万1430回
※2012〜2021年度

死亡認定 4名

新型コロナワクチン

総接種回数　　1億9347万2186回
※2021年〜2023年度（2024年4月1日公表値）

死亡認定 738名

厚労省：2025年3月18日公表分まで

おかしくないですか!?

　これは私が集計したものであり、おそらく私以外には誰も出していない数字だと思いますが、講演会でこのスライドをお見せすると、「ええーっ？こんなに差があるの？」と驚かれます。また、**ある医師の方は「この数字を知っていたら、とても新型コロナワクチンを接種することはできない」**とおっしゃっていました。

045

インフルエンザワクチンも、完全に危険性がないとは言えません。10年間で4名もの方が残念ながら死亡認定されているのです。

しかし、同一条件下での新型コロナワクチン接種後の死亡認定者は738名。実に180倍以上の数字です。

これを危険と言わずして、いったい何が危険なのでしょう?

被害賠償のための"追加"予算が驚愕の金額に

新型コロナワクチン接種による健康被害が認定されれば、国は救済のためのいわば賠償金を支払うことになります。

接種した時期や、その他さまざまな条件によって金額が変わるのですが、令和6年(2024年)3月以前の接種であれば、健康被害が認定された場合、医療費と月約4万円の医療手当の支給、死亡認定であれば、約4500万円の死亡一時金と約21万円の葬祭料が支給されます。

特に今回の新型コロナワクチンは死亡認定がケタ違いに多いので、賠償金(正確には「新型コロナウイルス予防接種健康被害給付費負担金」)の予算はどうなっているのかと思い、令和5年度(2023年4月〜2024年3月)の予算について調べたところ、とんでもないことがわかりました。

厚労省が組んだ当初予算は約3億6000万円ほどでした。

しかし、被害救済認定が激増したので、追加予算を出さざるを得なくなったのでしょう。どれくらい追加をしたと思いますか?

想像したうえで、次のグラフをご覧ください。

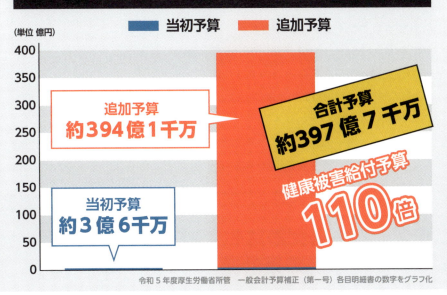

どうですか？　当初予算が約3億6000万円、追加予算が約394億1000万円、合計で約397億7000万円。

当初予算の110倍を超えているのです。

おかしくないですか!?

　もちろん、追加予算を出すことがおかしいのではなく、当初予算に対し、ここまで巨額な追加予算を出さなければいけないほどの深刻な健康被害の発生を知りながら、行政も政治も看過していることがおかしいと言っているのです。

　私は大臣会見で、なぜ当初予算を3億6000万と算出したのか、その根拠を質問しましたが、大臣からは「一定の基準」という曖昧な回答でした。（2024

年3月1日）

　ここで頭をよぎるのが、前述の新型コロナワクチンとインフルエンザワクチンの救済認定数の比較です。

　新型コロナワクチンは180倍以上の死亡認定がされています。

　これは、インフルエンザワクチンと同じ程度の健康被害であろうという想定で立てられた予算案だったのではないでしょうか。

　もし同程度の危険性だったのであれば、賠償金額も当初予算程度で納まったのかもしれません。

　ところが、全くの想定外で、通常のワクチンの100倍以上の健康被害が出てしまったので、慌てて賠償の予算も100倍以上に増やさざるを得なくなったのではないか、私はこのように想像しました。

何だ、この男女差は？
被害認定事例の集計結果

　ここで、救済制度の主に死亡事例において具体的にどのような年齢・性別、あるは症状が認定されているのかをご紹介します。

048　2章 ｜ おかしくないですか !?　空前絶後のワクチン被害

予防接種健康被害救済制度
新型コロナワクチン　年代・性別　死亡認定数

年 代	男 性	女 性	認 定 数
10代以下	8	2	10
20代	22	6	28
30代	26	3	29
40代	36	15	51
50代	65	19	84
60代	89	53	142
70代	192	101	293
80代	133	123	256
90代以上	32	69	101
計	603	391	994

　まず、死亡認定994名の内訳として、年代別・性別に集計してみました。先ほど65歳以上の高齢者が738名認定されていることは伝えましたが、若い年代でも多くの死亡認定がされていることがわかります。1歳の赤ちゃんの死亡事例や、11歳と13歳の男子が接種数時間後にお風呂で水没死亡した事例など、想像するだけで胸が苦しくなるような事例がたくさん認定されているのです。

　また、男女差も気になるところです。

　たとえば、30代の死亡認定は29名出ていますが、男性が26名、女性が3名という内訳です。特に全般的に若い世代は、男性に大きく偏って死亡が認定されています。

これについては後述します。

次に、どのような症状で死亡したのかを集計しました。

予防接種健康被害救済制度　新型コロナワクチン
死亡認定事例の死因〈上位15〉

死因とされる疾病・障害の男女別内訳

	疾病・障害名	男性	女性	合計
1	突然死	160	101	261
2	心不全	55	57	112
3	心筋梗塞	58	24	82
4	間質性肺炎	38	17	55
5	くも膜下出血	19	28	47
6	脳出血（小脳出血等含む）	24	15	39
7	脳梗塞	21	13	34
8	心筋炎	18	8	26
9	大動脈乖離	17	9	26
10	心臓死	16	10	26
11	誤嚥性肺炎	18	6	24
12	呼吸不全	14	10	24
13	致死性不整脈	16	6	22
14	虚血性心疾患	14	6	20
15	心室細動	19	1	20

※予防接種健康被害救済制度　死亡認定事例より、男女合計数の上位15までを男女別に分類したもの。

最も多いのが**突然死**でした。次いで、**心不全、心筋梗塞**と続きます。「突然死」も「心不全」も、死因ではなく結果というか状態だと思いますが、大雑把に言うと、循環器系に悪影響を及ぼし、突然死亡する事例が最も多く認定されているようです。

　また、くも膜下出血は女性が多く、心室細動は男性にかなり偏っているといった〝男女差〟があることがここでも確認できます。

　男女差、そして年代差が最も顕著といえるのが「心筋炎・心膜炎」でしょう。今回は死亡に限らず症状「心筋炎・心膜炎」認定事例を集計した結果をご紹介します。

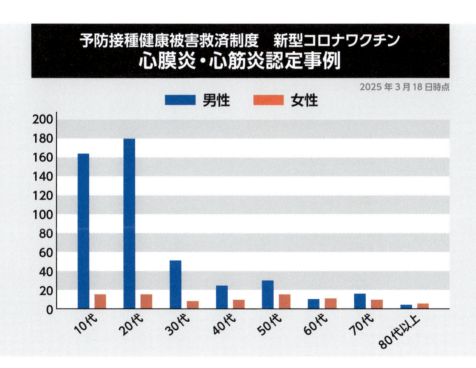

　10代20代の男性に、認定事例が極めて多いことが分かります。
　心筋炎・心膜炎の全認定事例は559件ありますが、うち6割を超える342件が10代と20代の男性です。

051

この男女差について、武見厚労大臣（当時）に質問したことがあります。当日、突然死の認定事例のうち40歳以下は全て男性だったので、「なぜ若い世代は男性に偏って突然死が起こるのか、解明されていますか？」と伺いましたが「個別の事情となってくることに関しての回答は、ここでは控えさせていただきたいと思います」（2024年9月6日）という回答でした。

残念ながら、健康被害に男女差があることについて、厚労省として答えられることはないようです。よくわからないことが起きているのに、接種を続けていいのでしょうか……。

これが安全性の根拠？ 「副反応疑い報告制度」

ここまで救済制度において、新型コロナワクチンが類を見ない認定状況にあること、また突然死を筆頭に急死が多いこと、また被害に男女差があることなどを伝えてきました。

しかしながら、新型コロナワクチン接種は中止になっていません。なぜでしょうか？

厚生労働省は「救済制度はあくまで救済を目的としており、ワクチンの安全性の評価を目的としているわけではない。安全性は別の制度である副反応疑い報告制度によって評価している」というスタンスだからです。

安全性を評価するのが目的でないにしても、ここまで救済制度において空前絶後の認定数を公表しながら、つまり、死亡事例や健康被害の事例がこれほど多発していることを知っていながら問題としないという姿勢には、甚だ疑問を持たざるを得ないわけですが、厚労省が安全性の根拠にしている「副反応疑い報告」の数字を確認してみましょう。

この制度に上がってきた死亡報告は何人くらいだと思いますか？

新型コロナワクチン接種後の副反応疑いによる
死亡報告 2,263人

- ファイザー 1,986人
- モデルナ 269人
- アストラゼネカ 1人
- ファイザー 4人 （11才以下）
- ノバックス 3人

令和7年1月24日 第105回厚生科学審議会予防接種・ワクチン分科会副反応検討部会
令和6年度 第10回薬事審議会医薬品等安全対策部会安全対策調査会（合同開催）資料等より集計

　なんと、副反応疑い報告制度において、**2263名もの死亡報告**がされているのです。しかしながら、この数字はワクチンと死亡の関係が疑われた数字であり、因果関係が認められた数字ではありません。

　この報告を、厚労省が所管するPMDA（医薬品医療機器総合機構）という組織が、3つに分類をしています。3つの分類とは、

α　ワクチンと症状名の因果関係が否定できないもの
（アルファ）

β　ワクチンと症状名の因果関係が認められないもの
（ベータ）

γ　情報不足等によりワクチンと症状名の因果関係が評価できないもの
（ガンマ）

　ここでページをめくる前に考えてみてください。医師などからワクチンとの関係があるかもしれないとうことで報告された2263名の死亡報告が、α、β、γにどのように仕分けされたでしょうか？

053

新型コロナワクチン副反応疑い報告制度
死亡報告 2,263 名のうち

α ワクチンとの
因果関係は否定できない **2** 名

β ワクチンとの
因果関係は認められない **11** 名

評価不能率
99.4%

γ 情報不足等により
ワクチンとの因果関係は評価できない **2,250** 名

おかしくないですか!?

　α判定はたった2名、β判定もわずか11名、γ判定が2250名。**実に99.4%が〝評価不能〟**だというのです。

　これでどうして安全だと判断しているのでしょうか?

ただ評価をせず、逃げているだけではありませんか!

　現実には、検死で解剖した医師が「ワクチン接種との因果関係あり」と付言しているのに、その見解が覆されて「評価不能」とされるケースも多いのです。**通常、解剖医の所見は絶対的なもので、それを机上の議論で覆すなどありえない、と憤っている医師たちもたくさんいます。**これが、日本のワクチン政策を決定する前段階で起きている真実なのです。

そしてこのおかしな評価資料をもとに、厚労省の審議会において「ワクチンの安全性に関わる重大な懸念は認められない」と結論づけられているのです。

「製薬マネー」にまみれた審議会

「審議会が重大な懸念は認められない」と判断しているから、ワクチンは安全で問題ないというのが、国の言い分なのです。

審議会(「厚生科学審議会予防接種・ワクチン分科会副反応検討部会」と「薬事審議会医薬品等安全対策部会安全対策調査会」の合同開催)は、主に大学の教授や国立の研究機関の方などで構成されています。

私は武見敬三厚労大臣会見(2024年3月12日)で、製薬関連会社から金銭の受け取りがある委員・参考人は何人いるのかを尋ねました。

大臣の答弁は「直近の審議会では参加した委員14名中8名、参考人6名中3名がワクチン関連企業から金銭の受け取りがある」というものでした。

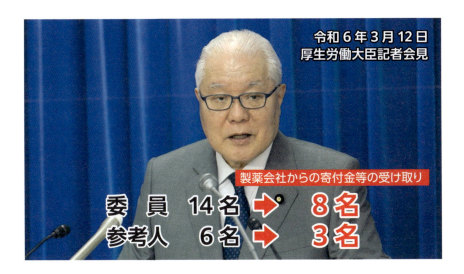

審議会の出席者は、過半数がワクチン関連企業からお金を受け取っているのです。この審議会の様子はYouTubeでライブ配信されているので私はよ

く視聴しますが、これだけ異常な数の健康被害が報告されているのに、委員からはいつもほとんど意見がなく、予定調和的に「重大な懸念は認められない」という結論になります。

委員や参考人が、製薬会社からの金銭の受け取りを背景に、国民の健康よりも製薬企業を守ることを重視しているのでは？と疑ってしまいます。

そして、99.4％を評価不能と判定している前述のPMDAもまた、製薬会社等からの収入が約8割を占める組織です。

明らかに異常な健康被害を出しながらも、ワクチン接種を中止せずに進める背景には、製薬マネーにまみれたこの構造の問題があるのではないでしょうか。

厚労省公表の健康被害の数字は氷山の一角

2つの制度は混同されやすく、ワクチン問題に関心がある方でも、次のような勘違いをされている方がいます。

「2263名の副反応疑いの死亡報告の中の、約1000名が救済制度で認定されている」

しかし、この認識は誤りです。

2つの制度は全くの別物であり、救済制度には申請したけれど、副反応疑い報告はされていないという事例もあれば、逆に副反応疑い報告はされたけれど、救済制度の申請がされていない事例も多々あります。

私は約1000名の救済制度死亡認定事例のうち、副反応疑い報告に掲載されている事例はどれくらいあるのかを突合（とつごう）し、確認をしています。

厚労省の公開している限られた情報では、この照合作業はひじょうに難しく、完璧にはとてもできないのですが、それでも見えてくることがあります。

「死亡認定事例の半数以上は、副反応疑い報告制度での報告がなされていない」と十分見込めるのです。その裏付けとなる報道をしてくれたのが兵庫

県のサンテレビです。

2024年8月末時点で、兵庫県における救済制度の死亡認定事例は32件でしたが、そのうち副反応疑い報告されているのはわずか10件のみ。22件は報告されていません。

おかしくないですか!?

救済制度で死亡認定した事例でさえ、その大半が、実は安全性を評価するための副反応疑い報告制度には報告されていないのです。

こんなに報告率が低いのに、果たして安全性の判断ができているのでしょうか?

そして、救済制度によって死亡認定を受けた事例ですら副反応疑い報告制度に報告されていないのに、実際には2263件もの死亡報告がされている。

ということは、本当に報告されるべき死亡事例は、この何倍も存在しているのではないでしょうか。いやあるいはもっと……。

このあたりの、報告数が氷山の一角であるという話は、私の独自調査をまとめた4章でも改めて触れます。

新型コロナワクチンの健康被害が、公表されているだけで、既にケタ違いの数に及んでいること、空前絶後の数字が公表されていることがおわかりいただけたでしょうか。

しかし、ワクチン関連企業からお金を受け取っている委員が多数を占める審議会においては、「重大な懸念は認められない」と判断され、その判断を厚労大臣だけでなく、総理大臣までもが疑問に思うどころか踏襲し、金科玉条のごとく「ワクチンは安全」の根拠にしているのです。(2024年12月17日の参議院予算委員会で、石破茂総理も「重大な懸念は認められない」と発言)

本書のテーマである謎の大量死の主因が、新型コロナワクチンなのかどうか、

私は断定的には言えません。

　しかし、謎の大量死も、コロナワクチン健康被害問題も、それぞれ単独で極めて大きな問題です。2つの問題は、ほとんどメディアが取り上げないので、多くの日本人が知りません。

　皆さんご自身の、そして、皆さんの大切な人の命や健康に直接係わるこの情報を、どうか知ってください。

被害当事者たちから聞いた救済制度
～本当の救済とは何だろう～

　私は新型コロナワクチンの健康被害に関する発信活動をしていることで、多くのワクチン被害者の方々とのご縁ができました。そこで、当事者から予防接種健康被害救済制度の問題点を聞き、色々と考えさせられるのです。

　私の講演に、車いすの方が参加されていて、終了後に「この講演で救済制度というものがあるなんて初めて知った」と声をくださいました。話を聞くと、ワクチンを打った直後から体のしびれがあり、3年以上続いているというのです。私は講演後、その方と一緒に救済制度の窓口である役場（市町村が窓口です）に行くことにしました。

そこでわかったのは、役場の職員もこの制度のことをよく理解していないこと。

自信なさげに厚労省の資料を「これを読んでください」と渡して、詳しい話はほとんどありませんでした。

救済制度の存在が国民（被害当事者）に知られていない、関係者も理解していないという話は聞いていましたが、実体験をする機会となりました。しかし、救済制度を申請した被害当事者たちの話を聞くと、本当に大変なのはこれからで、被害者は受診した医療機関に必要書類を発行してもらうことになるのですが、

・医療機関が書類の発行に非協力的
・医療機関が書類発行に高額な費用を提示する
・医師が「あなたの症状はワクチンが原因ではないから申請しなくてよい」と発言

（※それを判断するのは国です。）

など、体や心が傷ついた状態に、追い打ちをかけるようなことをされ、書類集めを断念される方も多いようです。たくさんの病院を受診した方は、それだけ多くの病院から書類を集めなければなりません。多い方は申請書類が1000枚を超えることもあるそうです。そしてようやく申請できても、結果が出るまで長い方では2年以上待たなければなりません。もちろん、国が認定してくれるとは限りません。否認されると、すがる思いで国にかじりついたのに、蹴落とされたような気持になるでしょう。

ある男性は、接種後意識不明の重体になり、一命は取り止めましたが、下半身がマヒし車いす生活に。家をバリアフリーにリフォームしたことで数百万円の出費だったそうです。救済認定されましたが、そのような費用負担を補助してくれるものではありません。そもそも認定されても、亡くなった故人や、後遺症になる前の健康な体が戻るわけではありません。夫を亡くした女性は、国の死亡認定を受けましたが、感想は「虚しかった」そうです。認定書類や、金銭を受け取ったところで、何になるのだろうかと。救済という名前はついているけれどこの制度は本当に被害者に寄り添ったものなのか、そして本当のあるべき救済とは一体何なのだろうと考えさせられます。

059

若い男性の「心膜炎・心筋炎」
リスクが高いわけ

　予防接種健康被害救済制度による認定事例を集計してみると、特に循環器系の症例で大きな男女差があることがわかりました。

　10代20代の若い男性が、「心膜炎・心筋炎」の健康被害を受けやすいのはなぜでしょう？

　大阪公立大学名誉教授の井上正康氏は、「現段階では仮説だが、若い男性には運動量の多い激しいスポーツをする人も多いこと、また人間の男性は〝戦う性〟で、交感神経優位の性といえ、負傷による出血を少なくするために毛細血管への血流を減らしたり、血圧や心拍数を上げて瞬発力を高めたりすることで、循環器にストレスや負担がかかりやすいはずなので、それが関係している可能性もあるのではないか」と語っています。

3章

おかしくないですか!?
マスメディアとSNS、
その深き闇

“報道しないだけ”以上の罪深さと
“情報操作による洗脳”の怖さ

「日本人の謎の大量死」や「コロナワクチン接種による空前の健康被害」が起きている事実について知っていただきました。

何よりも深刻なことは、全ての日本人にとって最も重大な問題である「自分たちの命に関する極めて重要な情報」を、ほとんどの人がまるで知らないということです。

テレビをはじめとするマスメディアが伝えないことや、インターネットでも発信が規制されていることが大きな理由だと思います。

この章では、メディアが報じていないどころか、〝真逆〟の報道をすることや、私が実際に当事者として体験してきたインターネット上の規制についてお話ししたいと思います。

これほど死亡数が増えているのに「超過死亡ゼロ」の謎

2023年6月10日、NHKは下記のニュースを放送しました。

ピックアップされた見出しには、

「超過死亡」〝現在は増加見られず〟

とあり、報じられた内容は以下のとおりです。

「新型コロナの感染症法上の位置づけが5類に移行し、亡くなった人の数が毎日、発表されなくなったことを受け、国立感染症研究所などが死亡者数の傾向について「超過死亡」という手法で統計的に分析したところ、ことし3月下旬から先月（5月）中旬まででは例年と比べて増えていないことが分かりました。

（中略）

ことし3月20日以降、先月中旬までの8週間について、超過死亡が出ているか1週間ごとに調べたところ、全国でも地方ごとでも、過去5年間のデータから推計される死亡者数と比べて、顕著に増えた時期はなかったことが分かりました。

分析に当たった専門家は、新型コロナによる死者はいたが、大幅な増加はみられなかったと考えられるとしています。(後略)」

おかしくないですか!?

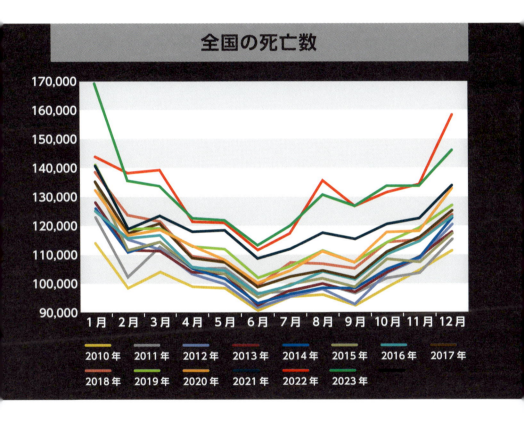

2023年になってからも、超異常だった2022年と同様か、それを超えるような死亡数を記録している時期に「現在は増加見られず」とは、どういうことでしょう?

実は、NHKが「超過死亡はない」というのは嘘を報じたわけではなく、実際に国の超過死亡を公表する機関が「これは超過死亡ではありません」と

いう判断をし、発表していたのです。当然、この報道をしたのはNHKだけではありません。民放各局も、ほとんどの新聞・通信社も一様に報じていました。

なぜ、実際の死亡数は多いのに、超過死亡はないとなるのでしょうか？

そもそも超過死亡数というのは、「予測死亡数を超えた数」という意味で使われます。

死亡数や出生数を統計的に予測し、日本の人口の長期的な推計値として、前述の『日本の将来推計人口』を発表している国立社会保障・人口問題研究所という機関がありますが、それとは別の機関（厚労省の所管する国立感染症研究所がその中心）がこの超過死亡の観察、収集、解析と予測を行ってきました。

予測死亡数だけをグラフにしてみました。
その変化にご注目ください。

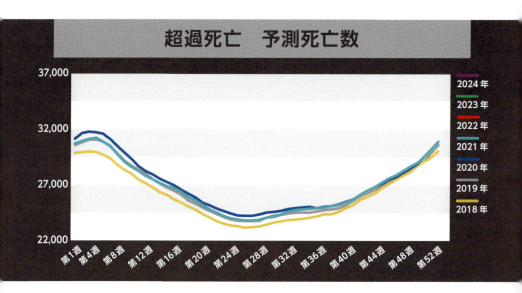

これは、1年を52週として超過死亡の予測値を線で結んでいったものです。超過死亡も冬場が高く、6月あたりは低く予測されていることがおわかりかと思います。

ここに、2022年の予測ラインを加えてみます。

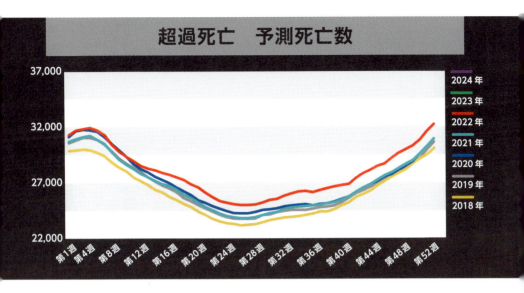

　過去3年よりやや目立って多く予測されてはいますが、ここではそれほどの違和感は覚えませんでした。

　しかし、2023年の予測値を見てください。

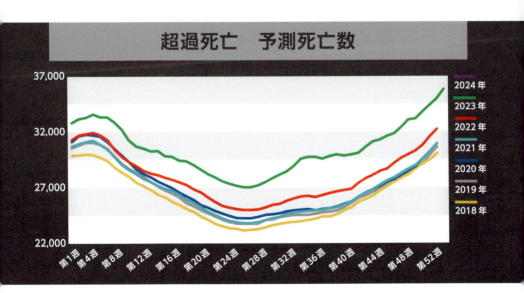

どうでしょう？　過去5年から比較すると“予測値”がものすごく引き上げられていることがおわかりでしょうか？
　つまり、あらかじめ「とてもたくさんの人が死亡する」と予測しているわけです。
　予測値を最初から大幅に上げてさえおけば、実際の死亡数が多くなっても「ほら、予測どおりで超過死亡は発生していませんね。ですから、特に対応も必要ありません」ということになるのです。

おかしくないですか!?

　続けて、2024年の予測値も示しておきます。

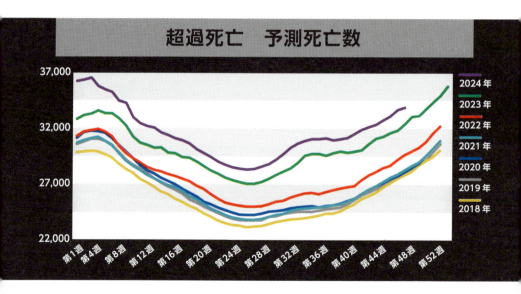

　2023年の予測値よりもさらに高い予測が出ています。
　こうしておけば、どんなにたくさん日本人が死亡しても「ふつうですね。何かあったんですか？」とシレっとしていられるわけです。

動かされた「ゴール」

2023年10月、私はたまたま国立感染症研究所の脇田隆字所長とお話できる機会がありました。
「超過死亡の原因はどのようなお考えなのですか？」
と尋ねたことがあります。しかし脇田所長は涼しい顔で、
「超過死亡、今出ていませんけど」と回答されました。
実際に、政府の要人が「超過死亡ゼロ」を火消しのように使っているのだなと痛感した瞬間でした。

1章で、ワクチン3回目、4回目、5回目それぞれの接種回数のピークがあって、ほぼ直後に近いタイミングで、高齢者の死亡数のピークが訪れていることを示すグラフを見ていただきました。

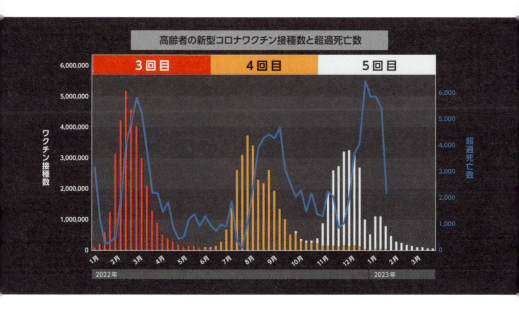

超過死亡を示す青色の折れ線が2023年3月以降なくなっているのは、こういう理由からだったのです。予測を上げたので、超過死亡は〝存在しなくなった〟わけです。

そして、超過死亡とワクチン接種の相関関係を調べることが事実上できなくなったため、6回目接種以降のグラフ作成は止めました。

NHKが政府公式の「超過死亡なし」に騙されて（？）、そのまま流してしまった例をご紹介しましたが、次に**NHKが事実を捻じ曲げて〝真逆方向〟に報道した事例**を紹介します。

「ワクチン遺族」を「コロナ遺族」に 見せかけようとしたNHK

NHKは、2023年5月15日に放送した『ニュースウオッチ9』の中で、「新型コロナ5類移行から1週間・戻りつつある日常」と題したVTRにおいて〝新型コロナワクチン接種後に家族を亡くされた方〟を取材したにもかかわらず、ワクチンには一切触れずに、〝家族が新型コロナに感染して亡くなったかのように報じた〟のでした。

NHKは、ワクチン被害により身内を亡くされた方の相談窓口「NPO法人駆け込み寺2020」に連絡し、遺族男女3人を取材しました。

遺族の方々も、この事実を多くの人に伝えたいという思いで、顔と名前を出して取材に応じました。

ところが、実際に放送されたVTRでは、「5類になったとたんにコロナが消えるわけではない」とか「風化させることはしたくない」などと話す姿が紹介されただけで、**取材に応えた人たちが「ワクチン接種によって亡くなった人の遺族」であるという説明は一切なく、**

「夫を亡くした」「母を亡くした」と紹介されただけでした。

視聴者からは、**3人が「コロナ感染でなくなった人の遺族」にしか見えないように編集**されていたわけです。

遺族としては、すぐに「取材の趣旨と違う形で遺族のコメントが放送で使われた」と抗議しましたが、その経緯は翌日夕方には全国紙のweb版に掲載され、NHKも3月16日の放送でキャスターがお詫びし、3月24日の定例会見で稲葉延雄会長も謝罪しました。

その後、遺族側がBPO（放送倫理・番組向上機構）への申し立てを行った結果、放送倫理憲章委員会はこの件に関し、2023年12月5日に「放送倫理違反があった」との意見を公表するに至ったというわけです。

ご遺族は、自分たちの悲しい体験を伝えることで、自分と同じような悲しい思いをする人が出ないでほしい、ワクチンには死亡という重大なリスクが伴うことを知ってほしい、という思いだったはずです。

NHKの報道がしたことは、遺族たちのその意図を放送しないどころか、「コロナは怖い病気」ということを宣伝するための広告塔のような使い方をしたのです。

時あたかも、2023年の春接種が始まった頃です。

この放送を見て、「やっぱりコロナは怖いな、今やっているワクチンを接種しておこうか」と思った方もきっといたと思います。

これでは、**ご遺族の思いとは〝真逆〟の結果**ではありませんか。

おかしくないですか!?
NHKさん!

遺族を5回取材し、予告映像まで流し、結局放送を止めたTBS

「繋ぐ会」（ワクチン被害者遺族の会）の東正秋さんもまた、同じようにテレビ局から取材を受けながら、その思いを蹂躙された経験をお持ちの方です。

東さんの39歳の息子さんは、2021年9月、2回目の新型コロナワクチン接種の3日後、突然死亡しました。

東さんがこの事実を知ってほしいとTBSに連絡をしたところ、TBSは5回にわたって取材をし、「ニュース23」という番組内で予告映像も流れました。しかし、一向に放送されません。

東さんがTBSに確認したところ「ワクチン接種率の低下を招くのではという懸念がある」ことを理由に、結局放送はされませんでした。

経緯を時系列で整理すると、次の表のようになります。

東正秋さんとTBSとのやりとり要旨

2021年	
9月25日	東さんのご子息（39歳）、新型コロナワクチン2回目接種
9月28日	自宅で死亡確認（※2023年7月 予防接種健康被害救済制度死亡認定）
10月25日	東さん、TBSに連絡（TBS情報提供窓口「インサイダーズ」に投稿）
11月12日	取材① 自宅で取材を受ける
11月18日	取材② 市役所にて撮影
11月28日	TBS「ニュース23」で予告映像が流れる （※東さんも映っている）
12月 4日	取材③ 故人のマンションにて撮影
	取材④ 河川敷（故人の思い出の地）にて撮影
12月16日	取材⑤ 娘（故人の妹）の家にて撮影

2022年	2022年1月放送と聞いていたが、一向に放送されない
3月12日	東さん、TBS記者にメールで放送日を確認
	「しっかりと説明しなければ、ワクチンの接種率を下げてしまうことにつながる恐れがある」
	「しっかりとしたオンエアをするために、いましばらく時間をいただきたい」と返信
7月27日	東さん、TBS記者にメール確認
7月28日	TBS記者からの返信
	「接種率低下を招くのではないかという意見がある」「放送の見通しが立っていない」
7月29日	東さん、TBS記者に電話で確認「どこからも圧力はありません」
	「TBSがどこからか責められる」「東さんも責められますよ」と言われる
12月31日	東さん、TBS記者に「繋ぐ会（遺族会）」への入会を報告するも、一切の返信なし

おかしくないですか!? TBSさん!

　ワクチンのリスクを知って、その結果接種率が下がることの何が問題なのですか？ 私たちは、情報を与えられずに、無知のまま、言われるままにワクチンを打てということなのですか？

　実は、取材は東さんだけでなく、娘さん（故人の妹さん）も受けていまし

た。当初娘さんは、顔を映さずに放送するという前提でした。しかし、TBS
から「顔を映したほうがしっかりと思いが伝わるから」という要望があり、「大
好きな兄はきっとワクチン接種中止を望んでいるはず。私が兄に起きた事実
を伝えることで、国民の皆様がワクチン接種について一度立ち止まって考え
るきっかけになるのであれば」と、顔を映して放送することを決断していま
した。

先ほどのNHKの事例もそうですが、被害者が全国放送で顔を出して話を
するのは、相当な覚悟が必要だと思います。まして、政府が進めているワク
チンに異議を唱えるような内容です。

テレビ局は、信頼して覚悟を決めてくれた遺族の思いを裏切ったのです。
ワクチン被害者遺族に接触しながら、放送しない、正しく伝えない、こう
いうことをテレビ局がしてきた結果、**私たちにはワクチンのリスクに関する
重要な情報が届かなくなっていた**のです。

後述しますが、ごく一部、このコロナワクチン問題で一直線に事実を伝え
続けようとしてくれているメディアもあります。

YouTubeでワクチン問題を
発信するとどうなるか?

ここまで国民の主たる情報源であるテレビが、命・健康に関わる重要な問
題を放送していない具体事例を伝えてきました。しかし私たちが大切な情報
を取得できない理由はこれだけではありません。ネット上で異常な情報統制
が行われています。私の実体験をもとに、YouTubeで起きていることをお
伝えします。

私はYouTuberであり、今まで取り上げてきた内容を3年以上毎日
YouTube上で公開しています。YouTubeは、ご承知のように世界最大の動
画共有サービスで、Googleが運営しています。

Googleが、プラットフォーマーとして世界最大級であることはご承知のとおりですが、**YouTubeに言論の自由は存在していません。**

私自身、過去に43回（2025年3月現在）動画の強制削除をされており、自己紹介の時に「削除系ユーチューバーの藤江です」などと自嘲的に笑いを取ることもあります。

私の発信内容は、これまで述べてきた「日本人・謎の大量死」と「ワクチン被害」を軸としています。

実際に初めてYouTubeに動画削除をされるまでは、「動画が削除されるという話は聞くけれど、それはよほど過激なものや明らかな間違いである場合に限った話で、私のように公的データを示しながら話すのは問題ないだろう」と思っていました。が、これは全くの勘違いでした。

なぜこの内容で消されるのか？　納得のいかない強制削除を受けること計43回です。うち、10回以上は異議申し立てをして動画が復活したものの、今なおこの動画削除は私の発信活動にとって大きな足かせになっています。

動画が削除されるくらい、我慢したらいいじゃないかと思う方もいらっしゃるかもしれません。

しかし、「一人でも多くの人に伝えたい」という切なる思いで時間をかけて作成した動画が削除されること、とくに最近はYouTubeに削除されないためにあの手この手で編集や発言を工夫して〝削除対策〟を行っているにもかかわらず、その動画が削除されるというのは大きなショックを受けます。

私の頭の中のざっとした計算になりますが、これまでの約3年間で「YouTubeに削除されないための動画編集」をした作業時間は1000時間を優に超えると思います。これは1日8時間働くとしたら、125日分以上をYouTubeの〝削除対策のために〟費やしてきたことになります。

限りある人生の時間を、ここに投入していいのか悩ましいところですが、それでも削除されるのです。そして、精神的なショックだけでなく、YouTubeからは実際にペナルティも与えられます。

- 1回目の削除　→　警告のみ
- 2回目の削除　→　1週間新しい動画が公開できない
- 3回目の削除　→　2週間新しい動画が公開できない
- 4回目の削除　→　チャンネルが消滅

※ただし、削除後3カ月経過するとそのペナルティは消える。

　1つだけのチャンネル運営では、すぐ〝チャンネル自体が消滅する〟危機に陥ってしまうので、危機を感じて、新しく作った別のチャンネルで動画を公開し、ペナルティが消えるのを待つというチャンネル消滅回避策を講じています。

　これを繰り返すことで、計43回削除されながらも、チャンネル自体の消滅は免れています。しかしながら、チャンネルが現在7つもできてしまい、視聴者の方からは「今日はどこのチャンネルで更新されているのか探すのが大変」と不評を買いますし、私自身も過去の動画を見返そうとしたときに「あれ？　あの動画はどこのチャンネルで公開したんだっけ？」と、配信者も視聴者も困惑する事態に陥っています（悲）。

なぜこれが？　実際に削除された私の動画

　43回の削除経験がありますので、多種多様な削除パターンを経験してきました。具体的にどのような動画が削除されたのか、ご紹介しましょう。

これで削除なんて、おかしくないですか!?

厚生労働省などの政府行政の公式資料を伝えても削除

これまで述べてきた、厚労省公式の救済制度の死亡認定数を紹介したら削除。

厚労省の人口動態統計に掲載されている、新型コロナワクチンが原因の死亡数を紹介したら削除。

厚労省が公表した「ワクチンは感染予防効果を期待するものではない」という文書を紹介したら削除。

全部、厚労省から出ている公式情報なのに、
おかしくないですか!?

国会や選挙関連動画も削除

テレビ中継もされた、川田龍平参議院議員の国会での質疑（2024年〔令和6年〕12月17日参議院予算委員会）を紹介したら削除。

ワクチン被害を訴える候補者の選挙演説を中継したら削除。

私の経験ではありませんが、選挙の候補者が自らの政見放送を公開しても削除されますし、地方自治体公式 YouTube チャンネルが、ワクチン被害に触れる議員の質疑の様子を流しても削除されています。

国会や地方自治体の動画まで削除するなんて、
おかしくないですか!?

屋外の映像に「ワクチン被害に関する情報」が映ったら削除

ワクチン被害を知らせる街頭活動をしているグループの、掲示物や配布物が映ったら削除。

河野太郎衆議院議員が名古屋駅前で街頭演説をしていたとき「ワクチン被害者 1,967 人 日本一の無責任男」という印刷物を掲示している人が映ったら削除。

街角の風景で削除なんて、
おかしくないですか!?

非公開動画や、すでに自分で削除した動画も削除

街頭でライブ配信していて、上記のような削除対象になるような発言や、掲示物が映ってしまったので、自分で動画を削除することがあります。それでも、数日後に YouTube から強制削除したという通知がきます。もう自分で削除しておいたにも関わらず。

3年ほど前に少しだけ公開し、その後 3 年間は非公開状態であった動画でも削除されましたし、一般公開するつもりなく、自分の確認・記録用に YouTube に保存しただけの動画も削除されました。

すでに誰も見ていないのに削除するなんて、
おかしくないですか!?

これで削除なんて、おかしくないですか!?

　YouTubeは、ここまで徹底してワクチン被害に関する情報を、皆さんの目に入れないようにしているのです。

　政見放送や地方自治体公式チャンネルであっても削除するところに、さらにことの重大さを感じます。議会でワクチンの問題提起をする議員は削除され、これから政治家となり、ワクチン被害問題に取り組もうとする候補者も削除されるのです。情報操作というより、広義の検閲に近いのではないでしょうか。

　海外のネットサービスが、日本の選挙や政治に不当に介入している。おかしいと思いませんか？

知らぬ間に削除基準を変える
YouTubeのルール

　YouTubeには、すべてのユーザーがYouTubeを楽しく利用できるよう「コミュニティガイドライン」という、簡単に言うと「これは守りましょう」というルールのようなものがあります。

　暴力や、性的なもの、差別にかかわる注意事項など、その内容は多岐にわたりますが、私はこの中の「誤った医療情報」にあたる発信をしたとされ、削除され続けてきました。

　動画の削除理由について、YouTubeからの明確な提示はないので、想像しながら解釈するしかないのですが、私が削除される理由の多くは次の一文によるものだと思います。

「承認されているワクチンが、死亡、不妊症、流産、自閉症、他の感染病の原因になると主張している」

おかしくないですか!?

前述のように、救済制度ですでに1000名規模の死亡認定がされているのに、コロナワクチンで死亡したことをYouTubeで話してはならないというのです。

間違っているのはYouTubeではありませんか？

しかし、この文章は、おそらくもうしばらく時間が経過すると、消えるのではないかと思っています。

実は、「誤った医療情報」リストは、どんどん変更されているのです。たとえば、2021年時点では存在した違反項目を表にしてみました。

YouTubeにかつて存在した違反項目
「マスク着用にCOVID-19の感染を予防する効果はないと主張する」
「COVID-19ワクチンではCOVID-19の感染リスクが減少しないと主張する」
「COVID-19の症状、死亡率、感染度は風邪やインフルエンザより深刻でないと主張する」

これらは全て表現が禁止されていました。ところがこの文章、今はありません。

おかしくないですか!?

私は、上記に関する動画を公開し削除され、一定期間の公開停止処分を幾度となく受けています。なぜ今は削除されないのですか？

　==間違っていたのはYouTubeだったのではないですか？==

SNSによる制限の陰に 隠されていた米政府からの圧力

　私は主にYouTubeでの削除経験を積み重ねてきた人間ですが、投稿を削除されたという話は、他のSNS──フェイスブック、インスタグラム、ツイッター（現X：イーロン・マスクさんが買収する以前の話）、TikTokなど、さまざまなプラットフォームでも起きていると聞きます。

　アメリカの話になりますが、こうした情報規制に政府が関与していたことを、フェイスブックなどを運営するMeta社のマーク・ザッカーバーグCEOが、2024年8月26日付の書簡で「2021年にバイデン政権の高官から数カ月にわたって、ユーモアや風刺を含む新型コロナウイルスに関係する情報を検閲するよう繰り返し圧力をかけられた。政府の圧力は間違っている。これについて対外的に発信しなかったことを後悔している。再びこのようなことが起これば拒否する用意がある」と明らかにしています。

　特に==ワクチンの健康被害に関する情報==について、
・==マスメディアは伝えない、あるいは捻じ曲げて伝える==
・==インターネット上では異常な力が働き、正しい情報であっても削除される==
　==現実がある==

　ということを知ってほしいと思います。

079

「本当のこと」を伝えようとするメディア

　新型コロナワクチンの健康被害についてなどの事実をきちんと伝えてくれるメディアも存在します。

　たとえば、名古屋に本社があるCBCテレビ・大石邦彦さんの番組『チャント！』内の「大石解説」などのコーナーでは、コロナワクチンで亡くなった方の遺族や健康被害を受けて苦しんでいる方の生の声を、数年にわたって継続的に伝え続けてくれています。

　今は、各地上波放送局も放送のみならず、そのコンテンツをインターネット上で配信するサービスを並行して行うのが基本になっています。

　そうした意味で、全国のローカル局を含めたコンテンツも配信によって見ることができる環境が整ってきているわけですが、神戸のサンテレビなども、散発的ではありますが、ワクチンによる健康被害やワクチン行政を巡る問題点に鋭く切り込んだ番組作りをされています。

4章

おかしくないですか!?
データが示すのは
最悪の"薬害"

**最大の薬害を"ないこと"に
しているのは誰ですか?**

死亡者の接種歴を調べてください！

　2022年の謎の大量死発生以降、死亡数の激増はコロナワクチンが原因となっている可能性を考えた私は、「死亡者の接種歴を調べてください！」と、合言葉のように言い続けてきました。

　亡くなった方のワクチン接種歴を調べてみれば何かわかるのではないか？という単純な発想です。そして実はこのデータ、それほど苦労せずに入手できると思っていたからです。市町村の役所では、全住民の死亡日（もちろん亡くなった方の年齢や性別も）を把握しています。そして、住民のコロナワクチン接種歴も把握しています。

　死亡日は住民課、コロナワクチン接種歴の管理は福祉課というように、それぞれを別部署で管理しているケースが多いようですが、ともかく市役所としてデータを持っているわけです。

　原因不明の大量死が起きているという紛れもない事実があり、消去法的に考えれば、もしかしたらワクチンが原因かもしれない。そして、既にデータはそこにある。調べない理由はないと思うのです。

　具体的な案として私が考えたのは、

2021年以降の全死亡者の

①年齢　②性別　③死亡日　④ワクチン接種日　⑤ロット番号

を集計する、というものです。

　これによって、ワクチンを接種した当日や翌日に亡くなった人がどれくらいいるのか。ワクチンのロット番号（製造番号）によって偏（かたよ）りなどが出ていないか？　そうした情報がわかるのではないかと考えました。

　※死因も併せてわかればいいのですが、これまでの経験上、地方自治体では基本的にそこまでは公開してもらえません。

人口約５万人の自治体で起きた"事件"

　詳細はお伝えできないのですが、私はほしかった資料を入手することができました。人口5万人ほどの市のデータなのですが、2022年の死亡数が約500人。その全員の年齢・性別・死亡日・接種日・ロット番号がすべてわかります。

　初めて入手したデータに目を通すと、早速ものすごいことが起きていることがわかりました。

　約500人の死亡者のうち、ワクチン「接種当日」に死亡した人はいませんでした。「接種翌日」の死亡事例を確認すると、3人いることがわかりました。この3人が、ワクチンが原因で死亡したのかどうかまでは最初わかりませんでした。個人的にはワクチンが原因であることが強く疑われると思ったのですが、もしかしたら、たとえばワクチン接種の翌日に不運にも交通事故で亡くなった事例かもしれないからです。

　ですが、さらにデータを注視した私は、この3人の死亡はワクチンが原因であると考えて間違いないと確信しました。なぜか？

　なんと、3人の死亡日が全員一緒なのです。しかも、3人とも同じロット番号のワクチンを打っていたのです。

　情報の特性上、3人の死亡日やロット番号はお伝えできないことを申し訳なく思っております。ちなみに亡くなった3人は、いずれも高齢者ですが、全員平均寿命以下で亡くなっていることまではお伝えしておきます。

これは偶然ではありません！

ある市で本当にあった事例です。

● この市の2022年の全死亡数は500名を少し超えるくらい
● 同市の全死亡者のコロナワクチン接種歴を入手し、調べたところ

➡ 接種当日の死亡 **0**名
➡ 接種翌日の死亡 **3**名

この3名には、共通点が
● 全員同じ日に死亡
● 全員接種していたロット番号は同一

　この発見で、"死亡者の接種歴を調べることの意義"を確認できた私は、さまざまな地方自治体へ情報開示請求を始めました。

　取得できる確率は低いのですが、いくつかの真摯な自治体からは情報を取得することができ、それをもとに資料と動画を作り、情報発信をしました。

　すると今度は、愛知県や静岡県などで、私と同じように情報開示請求をする方が現れました。

　この活動において、最大の成果といえるのが「静岡県浜松市の完全データ」の取得です。静岡県の一般市民の方が浜松市と交渉した結果、なんと死亡者に限らない、「全市民の年齢（5歳刻み）・性別・死亡日（死亡者の場合）・接種日（接種者の場合）・ロット番号（接種者の場合）」が公開されたのです。

　人口約78万人の全市民のデータを入手できたことで、多角的・多面的な分析が可能になりました。実はこのデータは、名古屋大学の小島勢二名誉教授をはじめ、さまざまな研究者に共有され、分析がされています。

　きっと今後も貴重な分析結果が出てくると思います。

　本書では、あくまで私が集計した結果をお伝えします。

これだけ？
少なすぎる接種3日以内の死亡報告数

　浜松市でワクチンを接種後、ごく短期間のうちに亡くなった事例が果たして何件あったのか、見てみましょう。

浜松市民80万人のリアル・データが語る ワクチンの真実		
ワクチン接種と 死亡日の間隔	死亡数	
当日	9人	→
翌日	46人	→
2日後	29人	→
3日後	33人	→
計	117人	→

集計期間：2021年2月1日〜2024年6月30日

　図のように、接種当日に亡くなった方は9名、翌日に亡くなった方は46名、2日後に亡くなった方は29名、3日後に亡くなった方は33名で、計117名いることがわかりました。

　誤解を招かないように再度申し上げておきますが、私は、この117名がワクチン接種によって亡くなったのだと主張したいわけではありません。あくまで接種日と死亡日の間隔を機械的に集計すると、このような数字になったという事実をお伝えしただけです。

　死因は不明なので、たまたまワクチン接種して3日後までに亡くなった、

ワクチン接種と関係ない死亡事例も混ざっているかもしれません。

　ただ、今回のワクチンが空前絶後の健康被害を記録していて、突然死や、心不全、心筋梗塞を筆頭に多くの死亡認定がされていることから、117名の死亡事例のうち、ワクチンが関係している死亡も相当数含まれていると考えられるのではないでしょうか。

　また、今回のコロナワクチンは、接種に伴って発熱や頭痛などが高い確率で発生することも知られていますので、例えば数日以内に死亡が見込まれるような、いわば瀕死の状態の高齢者や、接種による発熱が致命的になるような極めて深刻な病態にある方などは、あらかじめ接種を避けていただろうと想定できます。

　あなたは、この117名のうち何割くらいがワクチンによる死亡だったと想像しますか？

　講演会場などで参加者に尋ねると、多くの方が〝117名のうち7割〜10割がワクチンによる死亡だろう〟と考えていました。

　それでは、117名の3日以内の死亡事例のうち、ワクチンによる死亡を疑われた例がどれくらいあるかを見てみましょう。

　ワクチンによる死亡が疑われると判断した場合、医師や医療機関、製薬会社などは、「副反応疑い報告」をするはずなのですが、その件数を調べてみました。

086　　4章 ｜ おかしくないですか！？　データが示すのは最悪の〝薬害〟

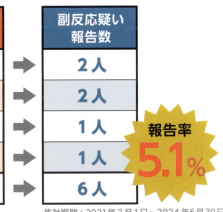

浜松市民80万人のリアル・データが語る ワクチンの真実

ワクチン接種と死亡日の間隔	死亡数	副反応疑い報告数
当日	9人	2人
翌日	46人	2人
2日後	29人	1人
3日後	33人	1人
計	117人	6人

報告率 **5.1%**

集計期間：2021年2月1日〜2024年6月30日

　接種当日に死亡した9名のうち、報告されていたのは2名。翌日死亡した46名のうち報告されたのは2名。2日後死亡29名のうち報告されたのは1名。3日後死亡33名のうち、報告されていたのはわずか1人。
　なんと、**117名のうち「副反応疑い報告」がされていたケースは、たった6名**しかいなかったのです。

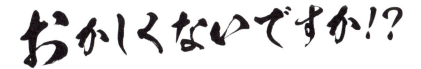

　「ワクチン接種後3日以内に亡くなった」となれば、たいていの遺族は「ワクチン接種が死亡と関係しているのではないか」と感じるものです。
　しかし、接種後極めて短期間に亡くなった事例に絞って調査したにもかかわらず、たった5％程度しか報告はなされていないのです。
　これだけで、いかに副反応疑い報告制度が機能していないかがご理解いただけるかと思います。そして、**ほとんど機能していないにもかかわらず、前述のように全国からの死亡報告は2263件に達している**のです。

実は、この副反応疑い報告に関しては、患者や遺族が医師に「報告してください」と依頼をしても、なかなか医師が応じてくれないという証言が多数挙がっています。

　そもそも死亡事例等の正確な情報の収集がほとんどできていないのに、**どうして安全性を評価できるのでしょうか？**

ワクチンのロット差が生死を分けたのか?

もう一つ、重大な問題があります。

新型コロナワクチンのロット差について、全ての事例を完全に検証できる浜松市のデータで検証をしたいと思います。ある特定のロット番号のワクチンを打った人が、その後、生きているのか、亡くなっているのか? これを見ていきたいと思います。

ここで原因を追究するうえでネックになるのが、今回の新型コロナワクチンは、1人が何回(多い人で8回)も接種を繰り返しているという点です。

たとえば、5回接種した人がワクチンによる影響を疑われる死亡をした場合(接種直後の死亡など)、最後の5回目のワクチンが原因だったのか、それとも他の過去4回のワクチンのうちのどれかが原因だったのか、真相にたどり着くことがとても難しくなります。

そこで、そこをクリアするために名古屋大学の小島勢二名誉教授が行ったアプローチを、私も真似してみます。

それは、3回目の接種に進まず、2回目までで接種を止めた人を対象として集計するというアプローチです。こうすることで、過去に打ったワクチンが2回分までに限定されます。

それならば1回目接種で止めた人を対象にすればいいのではと思うかもしれませんが、今回のコロナワクチンは「2回セット」という建て付けで実施されましたので、1回目で止めた人は極めて少数です。そこで、ある程度対象者のいる2回目接種で止めた人を対象にします。

また、50代以下では死亡例が限られるために、今回ご紹介するのは60代以上の事例に絞りました。

浜松市 新型コロナワクチ

— 当該ロットを2回目に接種

2回目に接種したロット番号	90歳以上				80代			
	対象者	生存者	死亡者	死亡率	対象者	生存者	死亡者	死亡率
EY2173	187	2	185	98.9%	95	9	86	90.5%
FA5765	919	85	834	90.8%	863	265	598	69.3%
FH0151	15	6	9	60.0%	61	45	16	26.2%
FH3023	32	14	18	56.3%	106	69	37	34.9%
非接種 (2021.6.1〜 2024.6.30)	2,219	890	1329	59.9%	3,939	2,738	1,201	30.5%

注記 ————

・浜松市のデータはワクチン接種が始まった2021年2月から、2024年6月30日までの死亡が反映されたものです。ご紹介する生存者数、死亡者数は、6月30日時点のものになります。

・死亡時の年齢ではなく、2024年6月30日時点の年齢での集計を行っています。
例）2021年に50代後半で亡くなった方が、もし存命であれば2024年6月30日時点で60代前半になる場合、60代前半として集計しています。

・上記期間に転出入歴がある方は計算から除外しています。たとえば他の市でワクチンを打ち、転居してきた後に、浜松ではワクチンを打たずに死亡した方は、データ上は「非接種の死亡」に見えます。こうした事例を除外するためです。

090　4章 ｜ おかしくないですか!?　データが示すのは最悪の"薬害"

ロット番号別死亡率

— 2回目接種後接種をしていない人を対象 —

70代				60代			
対象者	生存者	死亡者	死亡率	対象者	生存者	死亡者	死亡率
25	5	20	80.0%	14	11	3	21.4%
209	84	125	59.8%	34	25	9	26.5%
157	130	27	17.2%	371	354	17	4.6%
317	284	33	10.4%	1,117	1,082	35	3.1%
6,338	5,410	928	14.6%	7,752	7,329	423	5.5%

2024年6月30日時点までの集計値

　まず、90歳以上のところにご注目ください。ファイザー社製のEY2173（紹介する4例すべてファイザー社製です）というロットを2回目に打ってそれ以降打っていない方が187名います。そのうち、生存が2名、死亡が185名、死亡率は98.9%であることがわかりました。生存者が2名しかいないことに違和感がありますが、90歳以上の超高齢者を対象に観察していますので、これは普通の範囲内のことなのでしょうか？

　他のロットも見てみましょう。FA5765の死亡率は90.8%と、やはり90%を超えています。

　ところが、FH0151とFH3023の死亡率は60%程度でした。

　さらに、比較対象として非接種者の死亡率も見てみます。2回目接種が盛んに行われていた2021年6月からの期間を集計すると、死亡率は59.9%。ほ

ぼ、下の2つのロットと同じ程度になりました。ここで、ロットによって死亡率が違い、下2つのロットは非接種者と同じ程度の死亡率だけれど、**上の2つは危険なのではないか**、という想像ができます。

同様に80代、70代、60代と確認してみますと、すべての年代において、上の2つのロットの死亡率が高く、下の2つは非接種と同等の死亡率である傾向が確認できました。

おかしくないですか!?

ウイルス学者の宮沢孝幸氏は今回のワクチンのロット差について「これまでのワクチンでもロット差はあった。今回のmRNAワクチンは、これまで以上に均一に製造することや保管などの管理が難しいのではないか」と語ります。

今後、専門家による詳細な解析なども期待したいところですが、今回の浜松のデータがロット差についての問題提起の一助となればと思います。

ロット差があることを国が認めれば、遺族への補償や、ワクチン接種後の体調不良者の救済や治療などの対応も変わってくると思うのです。

コロナワクチンのロット差について

これまで、ロット差があることは感覚的に持っていました。

- **ファイザーFK0108** 　特に若い方の死亡事例や心筋炎の事例が全国的に多く確認
- **モデルナ3005785** 　愛知県西部（あま市・津島市・愛西市など）で接種直後に死亡する例が偏って発生
- **ファイザーFL7646** 　佐賀県太良町で、人口約8,000人にもかかわらず早期から2名の救済制度死亡認定がされているので、まさかと思って確認したら案の定2名とも同じロット番号だった

死亡者の接種歴と謎の大量死の関係を確認

本書の最大のテーマは、「日本人の謎の大量死」です。

この現象は、例えば2023年1月など、突出して死亡数が多い月が突如現れるという特徴がありました。この<u>「死亡激増月」に、ワクチン接種をしている人が亡くなっているのか、逆にワクチンを打っていない人が亡くなっているのか、</u>気になって調べてみました。浜松市のデータならば、それがわかるのです。

まず、浜松市においても全国の他市と同様に2023年1月の死亡数が多かったのか確認してみます。

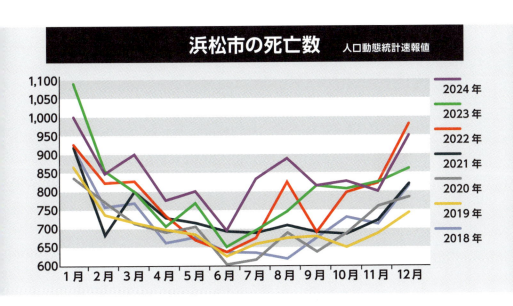

一目瞭然。2023年1月が突出しています。それでは2023年1月の死亡者のワクチン接種歴を見てみたいところですが、その前に比較対象として2022年1月の死亡者の接種歴から確認してみます。

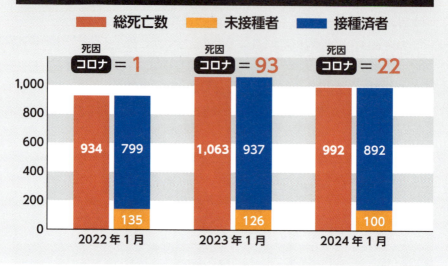

　2022年1月の浜松市の死亡数は934人で、うちワクチン接種者が799名、非接種者が135名です。これを見て、ワクチン接種者がたくさん亡くなっている、大変だ、ワクチンが危ない！　と思った方、ちょっと待ってください。ここは注意が必要なのです。死亡者のほとんどは高齢者であり、高齢者の約9割がワクチン接種をされました。死亡者の接種歴を見たときに、ワクチン接種者が非常に多い割合を占めるのは当たり前のことなのです。
<u>重要なのは、翌2023年1月との比較です。</u>

　2022年と2023年を比較すると、全体の死亡数が129人も増加しています。約14％も増加していますので、やはり、浜松市においてもかなりの激増が起きていることがわかります。接種歴の内訳を見てみると……。

おかしくないですか!?

ワクチン接種者の死亡数が138人（799人→937人）も増え、非接種者の死亡数は逆に減っています。つまり、謎の大量死は「ワクチン接種者」の大量死だったのです。

なお、2022年1月の時点で希望者はほぼワクチン接種を済ませていたので、2022年1月と2023年1月の時点では、ほとんど市民の接種率に変化がないことも補足しておきます（浜松市でワクチン接種をした高齢者約23万人のうち、99.6％以上が2021年内に初回接種済です）。

「ワクチン接種からのコロナ感染」で最悪の事態に？

2023年1月は、新型コロナの流行期でもあり、浜松市においても93名（人口動態統計より）のコロナ死が確認できます。コロナ禍全体の期間を通して、浜松市で最もコロナ死が多い月でした。

2022年1月のコロナ死は1名でした。すると、「138人の死亡増のうち、約90名がコロナ死で説明できる。謎の大量死はコロナが原因だ」と思われるかもしれません。でも、それはおかしいのです。

2023年1月はコロナ流行期ということは、まさに〝ワクチン接種の真価が問われる時〟でもあります。

もしワクチンが有効で、感染予防効果、あるいは重症化予防効果があるならば、「非接種者だけが通常よりも多く亡くなり、接種者の死亡はそれほど増えない」はずです。しかし、結果は逆です。

ワクチン接種者の死亡数が大幅に増え、非接種者の死亡数には、大きな変化がなかったのです。

私はさまざまな自治体の生データを見ていますが、実は全国各地で同様の現象が起きています。

「コロナ流行期にワクチン接種者が大量に死亡する」現象について、ウイルス学者の宮沢孝幸氏は「mRNAワクチンを繰り返し接種すると、コロナに感染しても体の反応（発熱など）が起こらなくなり、体の中でコロナが増

え、いつの間にか亡くなってしまうのではないか」という仮説を論じています。

　<mark>コロナを防ぐためにワクチン接種をしたのに、逆にコロナに対して弱くなってしまったのだとしたら本末転倒ではありませんか。</mark>

健康被害を容認できるほどの効果などあったのか？

　私は以前から浜松市には注目をしていました。

　なぜなら、2022年の夏まで、コロナ陽性になった市民のワクチン接種歴を市当局が100％把握して、毎週ホームページ上で公開していたからです。

　2022年8月12日〜18日の1週間（以降の公表データには接種歴不明者が含まれるので、この期間が接種歴を100％把握していた最後の公表機会になります）で、接種の有無別、年代別にコロナ陽性率を計算してみました。

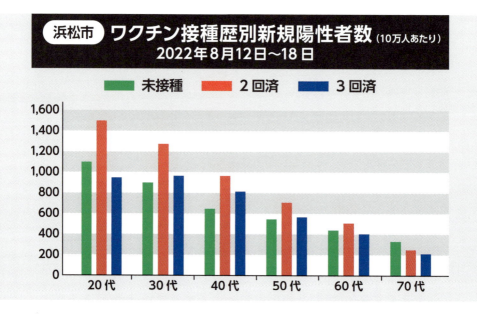

70代だけは、接種回数が増えるごとに陽性率が下がっています。ワクチンの効果があるのであれば、すべての年代でこうなっていてほしいところですが、20〜60代では、ワクチン2回接種止まりの人のほうが、未接種者よりも陽性率が高くなっています。

　30代〜50代に至っては、3回目接種者（一部4回接種者も含む）も、未接種者よりも陽性率が高くなっていました。

　当時、厚労省（新型コロナウイルス感染症対策アドバイザリーボード）も同じような統計を公表していました。首相官邸がそれを見やすくまとめて公開していたものがこちらです。

ワクチン接種歴別の新規陽性者数
（4月4日 ― 4月10日）

※10万人あたり

	未 接 種	2 回目接種済	3 回目接種済
0-11 歳	470.7		
12-19 歳	679.4	249.0	99.0
20-29 歳	766.0	305.5	141.4
30-39 歳	581.9	252.9	144.2
40-49 歳	447.8	205.9	105.6
50-59 歳	533.0	147.5	60.8
60-64 歳	287.8	108.6	41.1
68-69 歳	122.4	90.4	31.2
70-79 歳	203.3	72.3	22.6
80-89 歳	928.4	75.8	22.9
90 歳以上	4501.6	85.7	40.5

出典：第81回新型コロナウイルス感染症対策アドバイザリーボード事務局提出資料 資料2-5 P3 を元に作成

修正すると

　浜松市と違い、ワクチンの回数が増えるごとに陽性者数（陽性率）が下がっています。なぜ違うのでしょうか？

　実は、この当時（2022年4月）、厚労省の集計では、コロナ陽性者のうち「接種歴が未記入」だった例を「ワクチン未接種者」としてカウントしていたのです。

　実際はワクチン接種をしているのに「陽性者のうち未記入だった人」を「未接種者」として計算すれば、未接種者の陽性率が上がり、相対的にワクチン接種者の陽性率が下がるに決まっています。これが問題となり、2022年4月

ワクチン接種歴別の新規陽性者数
（8月22日 － 8月28日）
※10万人あたり

	未 接 種	2回目接種済	3回目接種済
0-11歳	1113.0		
12-19歳	864.0	903.9	647.1
20-29歳	981.3	1016.2	896.8
30-39歳	760.6	961.5	825.2
40-49歳	558.3	850.7	700.6
50-59歳	947.4	737.5	576.9
60-64歳	498.3	659.8	479.0
68-69歳	194.9	584.7	379.5
70-79歳	378.0	482.8	290.9
80-89歳	12057.9	511.8	297.4
90歳以上	―	640.8	468.9

出典：第98回新型コロナウイルス感染症対策アドバイザリーボード事務局提出資料 資料2-5 より作成
※ピンクのセルは、接種済みのほうが未接種より新規陽性率で上回っていたもの。

不正処理発覚後に →

～8月までは、本来あるべき集計で公表が行われました。最後に公表された数字がこちらです。

　浜松市と同様に、**多くの年代で2回接種済のほうが未接種者よりも陽性になっており、3回目接種者でも年代によっては未接種者以上に陽性になっています。**この週を最後に、厚労省は公表を止めました。

　また、本当の陽性率が明らかになって「逆転」すると、これまで「どうだ、これがワクチンの効果だ」と言わんばかりに公表していた首相官邸も、この

表の公表を止めたのです。

　こうしたデータの改ざん、あるいは実に不適切な見せ方からも「ワクチンの効果」自体に疑念を持たざるを得ません。

　何より〝不正な集計処理をして、自分のたちに都合がいいデータを作ることで接種を促進していたくせに、それがバレたら謝りもせず黙って公開をやめる〟卑怯な政府の姿勢に怒りを覚えます。

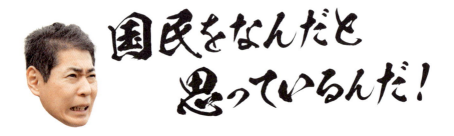

厚労省も認める
〝ワクチンが原因の自殺〟が増加中

　本章の最後に、浜松市以外のデータもいろいろ見てきた中で、今気になっていることをお伝えします。ワクチン接種後に短期間で「自殺」をしている例が散見されるのです。

　以下は、独自調査でわかった事例です。

独自調査 新型コロナワクチン接種後の自殺事例

自治体	年 齢	接種回数	接種から死亡までの日数	死 因
札幌市	18	1	22 日後	自殺
札幌市	26	2	9 日後	自殺
札幌市	30	1	15 日後	自殺
浜松市	20〜24	1	19 日後	自殺
豊川市	13	3	1 日後	自殺
大阪市	13〜14	1	10 日程度	自殺
大阪市	25〜26	3	30 日程度	自殺
大阪市	22〜23	4	30 日程度	自殺

大阪市は死亡日ではなく事務処理日を公開のためおよその日数

　「愛知県豊川市の13歳の男の子が接種翌日に自殺した」という事例には大変驚きましたが、「日本の若者の死因のトップは自殺だから、自殺した事例のうち、たまたまワクチンを直近に打っていた例なのだろうか」と、その関係をそこまで強くは疑っていませんでした。

　しかし2024年9月12日、厚労省は25歳の男性が「異常行動、重症頭部外傷」によって死亡した事例を、予防接種健康被害救済制度において認定しました。

　「異常行動」となっていますが、厚労省公表の副反応疑い報告には、その詳細が書かれています。

　25歳の男性が、ワクチン接種後4日目に勤務先で異常行動をし、神経科病院に向かう途中の車から飛び降り死亡したという事例です。厚労省が認定したのは、こちらの事例とみてほぼ間違いないでしょう。

　異常行動による自殺が既に「ワクチン接種による副反応」として認定されているのです。現在まで、副反応疑い報告には、10例の自殺事例が報告されています。

もしワクチンが自殺を引き起こすのであれば、自殺に至らないまでも、精神的に影響を負い、辛い生活をされている方もいらっしゃることでしょう。

　ワクチン後遺症患者で組織する「新型コロナワクチン後遺症患者の会」が行った会員向けアンケートでは、アンケート回答者320名のうち93名（29.1%）が、「抑うつ」症状があったと回答しています。

　ワクチンが精神に影響を与える可能性について、小島勢二名古屋大学名誉教授は「HHV-6（ヒトヘルペスウイルス6）というウイルスの活性化と、精神疾患の関連を示唆する研究がある。一部のワクチン後遺症患者にHHV-6の異常に高い数値が見られている。ワクチンと自殺が関連している可能性がある」と語ります。

　地方自治体のデータからは、さまざまなことが見えてきます。

　大阪府泉大津市の南出市長は、ワクチンに慎重な姿勢を取り、こうした死亡者の接種歴のデータを一般に開示しています。市民たちから始まったこうした情報開示や分析がさらに進み、実態把握や、被害者の救済に役立つことを願っています。

情報を開示してくれる自治体に感謝

　浜松市をはじめ、市民のリクエストに応え情報を公開してくれました自治体には感謝いたします。私も様々な自治体に情報開示を求めてきましたが、まれにとても丁寧な対応をしてくれる自治体があります。自治体によってまるで違うのだなと実感しています。札幌市や、大阪市などは、とても時間（数カ月）がかかる集計作業を行い、私のリクエストに応えてくださいました。私の無茶なリクエストに対して、逆にこういったやり方もあるなどご提案いただくこともあります。このような対応ができる自治体は、ワクチン被害のような問題にもきっと市民に寄り添ってくれるのではないでしょうか。

5章

ひっくり返しませんか？
今のおかしな
日本

大切なのは、知る、動く、伝える、
繋がる、諦めないこと

今、目の前で起きている
"大量死"をどうするのか？

「日本人の謎の大量死」……日本人にとって、これ以上に大きな社会問題はあるでしょうか？　日本国民が、異常に多く死亡しているのに、原因がわからないまま放置されています。

経済的に豊かになることも大切、強靭な防災対策を築くことも大切、平和と独立を守るために防衛力を高めることも大切です。でも、目の前で起きている"大量死"という事実を知り、原因を究明し、止めることこそ何よりも重要な最優先事項です。

その原因が「コロナワクチンの接種によるものだ」と断言はできませんが、ワクチンの関与を可能性から排除せず、国は真摯にこの原因究明をすべきです。

とはいえ、そう簡単に国は動かないでしょう。国自身がワクチン接種を強力に推進してきたわけですから。

では、どうするか？　まずは、**一人でも多くの国民がこの事実を知り、その重要性に気づくことがスタート**ではないでしょうか。

これまで、データをグラフにして見ていただく形でお伝えしてきましたが、この章では私（一般市民）の「行動」についてお伝えします。

「本を読んで、大変なことが起きていることはわかった。問題意識は持ったけれど、自分に何ができるのだろうか」とお考えの方に、少しでも参考にしていただければ幸いです。

104　5章｜ひっくり返しませんか？　今のおかしな日本

唯一の手ごたえ

　私は約3年間、この問題の解明・解決に向けて、一個人でできる精一杯の行動をしてきたつもりです。

　国会議員や地方議員に異常事態を伝えるために、資料を手に事務所を訪問しても、ほとんどの場合は関心を持ってもらえませんでした。

　異常な死亡数を記録している地方自治体に電話をしたり、実際に訪問して原因の調査をお願いしたりしましたが、まったく相手にされませんでした。

　データを調べ、管理し、発表する担当の人のほとんどは、〝大量死が起きている事実にさえ〟気づいていませんでした。担当者自身が、異常なデータを最初に目にしているはずなのに……。

　私自身が記者となって、厚生労働大臣の記者会見に参加し、大臣に直接質問や問題提起をしても、納得できない官僚答弁がただ返ってくるだけです。

　そのような中で、**唯一手応えを感じることができたのが、一般の市民の皆さんと一緒に行う活動**でした。

　講演会を開催したり、駅前でビラを配ったり、街頭演説したり、市役所に情報開示請求をして新しい情報を取得したり。

　政治家や行政に働きかけようと行動してもほとんど結果は出ないのだけれど、市民に向けた行動、皆さんと一緒の行動の中には、発見や出会いがあったり、勇気が湧いてきたりと、希望が見出せるのです。

常識を覆す異形グラフ
大阪府民の謎の大量死

2022年5月2日、大阪府が3月の死亡数を公表しました。

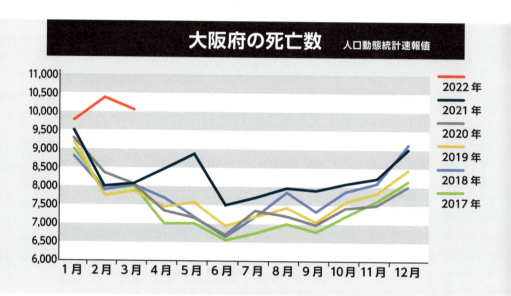

おかしくないですか!?

2月と3月が異常な形状をしています。大量死が起きているのです。

これまでご紹介してきたとおり、通常であれば、死亡数というものは1月が最も多くて、2月や3月は大きく減るのです。

実際にこの大阪のグラフにおいても、2017年〜2021年まではそうなっています。しかしなんと2022年は、2月が1月を超えており、さらに3月もまた1月を超えたのです。

（振り返れば、2021年5月の死亡数の多さも気になるところです。ちょうど、

106　5章 | ひっくり返しませんか？　今のおかしな日本

ワクチンの初回接種が始まった頃ですが……。)

これを知るや否や、私はすぐ大阪で講演ができそうな会場を押さえ、3日後の5月5日に講演会を開催し、地元大阪の皆さんにこの現状を伝えました。突然の開催で十分な告知ができず、しかもゴールデンウィークの最中だったにもかかわらず、会場には約50名もの方が集まってくださいました。

大変ありがたいことに、この時の開催がきっかけで、参加者同士がつながる流れが生まれ、今も「大阪府民の謎の大量死」を伝えるビラ配り活動を継続されている方々がいらっしゃいます。

異常事態が起きた現地に赴いて地元の方に直接伝え、それを聞いた地元の方が、またそれぞれの土地で広めていくという、ひとつの理想の形になったと思います。

「大虐殺」──北九州市の謎の大量死

2023年2月初旬、全国の各地方自治体が当年1月の死亡数を公表し始めました。

「謎の大量死」という緊急事態が起きているのに、厚労省が全国の死亡数を公表するのは当該月から約2カ月後と遅いので、私は先行して発表される各自治体の死亡数を把握し、なるべく速やかに情報発信してきました。

仙台、京都、横浜……次々と異常に多い死亡数が公表されていきます。

その中で特に死亡数が際立って多かったのが北九州市です。明らかな異常値を見て、まさに愕然としました。

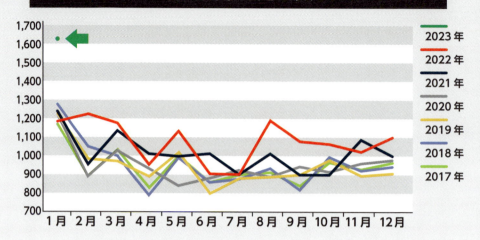

おかしくないですか!?

　この発表を2月10日に知った私は、不謹慎だという批判を覚悟で「北九州市民大虐殺」というタイトルのYouTube動画を公開しました。これまで、いくら訴え続けてきてもまったく対応してこなかった行政や政治家に対して怒りを噴出して使った言葉が「大虐殺」でした。原因はどうあれ、これまで何も対応をしないで放置してきた結果なのだから、人災であり、虐殺を容認しているのと同じではありませんか。

　動画を公開したあとも北九州市のことが気になり、この異常事態を北九州市に行って直接伝えるというアイデアが浮かびます。出先でしたが、その日の飛行機の時間を調べ始めます。「北九州がヤバいので、近々、北九州市に行ってきます、早ければ今晩」と妻にメッセージを送ると、すぐに「気をつけてね」のスタンプ返信。この活動を理解し、無鉄砲な私の行動を容認し、いつも温かく支えてくれる妻には本当に感謝です。

　異常な死亡数を路上で口頭だけで伝えるのは難しいので、ビラのようなツー

ルが必要です。飛行機の待ち時間などを利用して死亡数のグラフが入ったビラをデザインし、北九州市のコンビニ等でコピーすることにしました。

　2月12日夜に北九州市に入り、2月13、14日の丸2日間、早朝から夜までビラ配り活動を行いました。2日間で、延べ30名を超える方が私と一緒にビラを配ってくださり、約4000枚のビラを配ることができました。

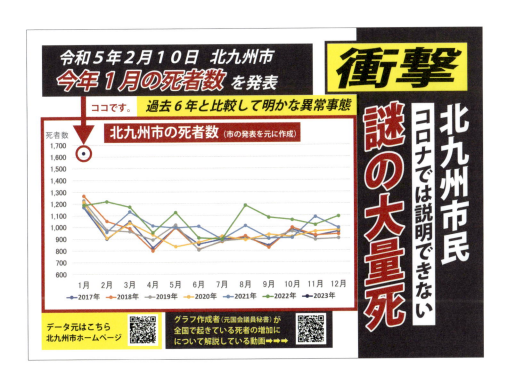

　突然思い立っての行動です。1人で数十枚くらい配って帰ってくるという結末も想定していましたが、ただただ善意で寒い中わざわざ駆けつけてくれて、一緒に活動してくださった皆さんのおかげで、思いがけず大きな活動になりました。

　北九州市役所に「大変なことになっている」「これは本当なのか」と連絡をした方もいらっしゃったそうです。

街頭に立つことで感じる街の人の意識変化

　継続して街頭でのビラ配りをしていると、街の人の変化を感じることができます。徐々にですが「話がわかる人が増えている」ということは、街頭に立つ多くの同志の皆さんも、私と同じように感じているようです。

　相変わらず、メディアはこの異常事態をまるで伝えませんので、ビラ配りなどの地道な活動を継続している皆さんの影響が大きいのだと思います。

　それとともに、この異常事態が「体感できるレベルになってきた」という面もあるでしょう。

　たとえば、「死亡数が増えている」というビラを渡したときに、「最近ずいぶんお葬式が多いと感じていたけど、やっぱりそうだったのね」と納得される方や、「ワクチンの健康被害認定数がひじょうに多い」ことを伝えると、「知り合いがワクチン接種をしてから病気になった」「私もワクチン接種してから体調が悪い」という方が明らかに増えています。

　最も驚いたのは、「30代の弟が、ワクチン接種した翌朝に泡を吹いて死亡した」という方がビラを渡した中にいらしたことでした。

　悲しいかな、死亡数の増加やワクチン接種を繰り返し、被害が拡大してしまうにつれ、ご理解いただける方が増えてきました。もう、隠しようがないところまで来たということなのでしょう。

　一方で、「私はワクチン7回打っているけど元気」だという方もいらっしゃいます。お元気で何よりだと思います。

　でも、ご自分さえ元気なら問題ないのですか？　事実として、すでにたくさんの被害が出ているのですが……。

　そうした意見を聞くにつれ、やはり統計データよりも、「自分や身の回りで起きたかどうか」ということだけを重視する方が多いのだなと感じます。

被害者・遺族の声を届けることの大切さ

　統計よりも体験重視という点において、被害者や遺族が街頭に立って体験や思いを伝えてくれることは、とても大きな意義があります。

　私が参加する街頭活動には、ほぼ毎回のように、ワクチン被害者——ご遺族や後遺症患者の方——が参加してくださいます。

　被害の当事者にとって、街頭活動に参加したり体験談を語ることは、被害を受けたという、つらく苦しい経験と向き合わなければいけないことであり、また政府が進める政策に異議を唱えることにもなり、とても大きなエネルギーがいることです。

　今は幾分少なくなったかと思いますが、この活動に対して、「ワクチンを打った本人が悪いのに、国のせいにするな」とか、「自業自得だ」、「反ワクチンがまたデマを言っている」などという罵詈雑言が浴びせられます。

　しかし、それでもめげずに「自分と同じ境遇の人を増やしたくない」という思いで勇気を出して街頭に立ってくださる当事者の方々には、本当に頭が下がります。

　「接種して1週間後に歩けなくなった。こんなにたくさんの健康被害が出ているなんて、ニュースでは少しも流れないから知らなかった」

　と語る車椅子の女性。

　「娘はワクチンを打ちたくないと言っていたけれど、私は打ちなさいと言ってしまった。打ったら、すぐ亡くなってしまった」

　と語る母親。

　涙なしには話を聞けません。その姿がまた我々を奮い立たせるのです。

　YouTube に何度削除されようが、街頭でバカにされようが、これからも伝える活動を続けていかねばと思うのです。

最大の危機はこれからか？

2025年1月、超異常な「謎の大量死」発生

　2023年1月に突出した死亡数を記録した後、2023年2月〜2024年12月までの約2年間も、実際の死亡数は当初予測よりはるかに多いのですが、継続してコンスタントに死亡数が多いので、一目瞭然で異常とわかるような突出したグラフにはなっていませんでした。
　そんな中、2025年2月に入ると、各地方自治体の2025年1月の死亡数の公表が始まりました。

なんということでしょう！
どの自治体も、度肝を抜くような
死亡数ではありませんか？

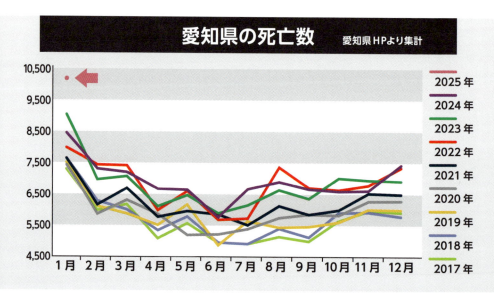

愛知県の死亡数（愛知県HPより集計）

112　5章｜ひっくり返しませんか？　今のおかしな日本

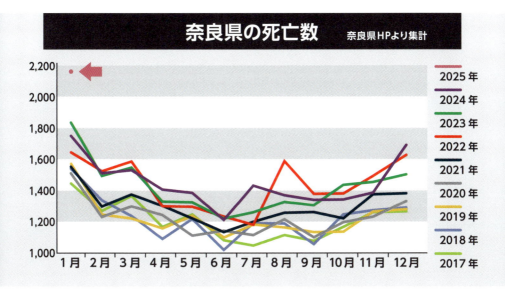
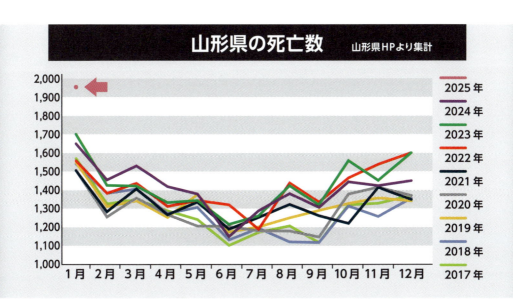

1月から始まるグラフですと、左隅に点が打たれるだけでわかりにくいという声もあるので、4月始まりの年度グラフも作ってみました。2024年度の1月が2025年1月になります。12月からの急激な上昇がわかりやすいと思います。

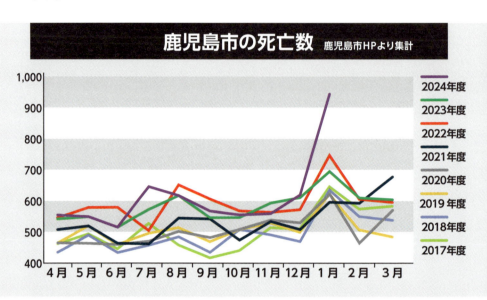

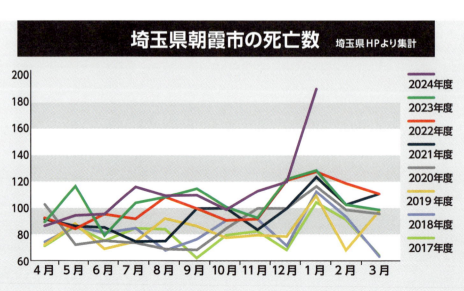

日本、おかしくないですか!? おかしいですよね!

厚生労働大臣は「把握していない」

　私は厚労大臣会見に出席して、福岡大臣にこのことを直接質問してみました（2025年2月25日）。

　藤江

　「今年の1月の死亡数について伺います。3月下旬には、今年1月の死亡数が厚労省から公表があると思いますが、先に公表される各地方自治体において、ひじょうに多い死亡数が次々と公表されています。この現状を、厚生労働省では、今、認識されていますでしょうか。また、この現象に対して、福岡大臣は対策・対応など必要性をどのようにお考えでしょうか？」

　福岡厚労大臣

　「厚生労働省では、人口動態統計において死亡数を集計・公表していますが、令和7年1月分の死亡数については、件数のみを本年3月下旬に速報として公表し、死因別などの詳細については、本年7月上旬に公表する予定としています。このため、現時点で本年1月分の死亡数の動向については把握しておらず、今後公表する死亡数や死因別などの状況を確認した上で、対策や分析の必要性については検討していきたいと考えています」

おかしくないですか!?

　国民が異常に多く亡くなっているという情報が、地方自治体のホームページに公開されているのに、「把握してない」し、通常2カ月遅れで行っている公表を待つというのです。要は、「何も対応しない」というのです。

　大臣に「知らない」と言われないように、いくつかの地方自治体のグラフを事前に厚労省に送って、それには目を通してくださっていたということだったのですが。

　実は本書を書いている段階では、厚労省は2025年1月の死亡数を公表していませんから、国の公表値を記載することはできませんが、間違いなく2025年1月の死亡数は〝阿鼻叫喚のもの〟となるでしょう。

　そして、それをメディアは伝えないし、厚労省の対応も期待できないでしょう。これからも、最後の希望である皆様に、この異常事態を伝え続けます。

この本で「謎の大量死」のことを
初めて知ってくださった皆さんへ

　この『おかしくないですか!?』を手に取っていただき、誠にありがとうございます。「日本人の死亡数の異常な増加」や「新型コロナワクチンの空前絶後の健康被害」をご存じでしたでしょうか。この本は、このことを全く知らなかったという人にも、とにかく〝わかりやすい〟と感じていただけるように、むずかしい言葉などは極力使わず、またグラフの完成形をいきなり示すのではなく、あえて徐々に変化させるなどの工夫をして作成しました。

　そして読んだ後、このことを誰かに伝えたくなる本を目指しました。もし、わかりやすいと感じていただけたらありがたいですし、誰かに話してみようと思っていただけたらさらに嬉しいことです。

　今まで街で、死亡数の増加や、ワクチンの健康被害についてビラを配っている方を見かけたことはありますか？　記憶にないかもしれませんが、もし今度そのような活動している方がいたら、少し気に留めてみてください。

　それは本書にあるような情報を得て、この一大事を伝えなければと、良心で活動している人だと思います。変な人ではありません（※たまに変な人もいます）。「お疲れさま」とか「大変なことになってますね」とかお声がけいただけましたら、とても励みになると思います。

　また、ワクチン接種後に体調不良で悩んでいる方がいたら、気にかけてみてください。体調不良に悩むだけでなく、周囲のワクチン被害への無理解で、悩んでいる方も多くいます。ワクチン被害がたくさん出ていることを知っている理解者がいるだけで、きっと安心されると思います。

　本書を通じて新たにご縁ができたことを心から感謝申し上げます。

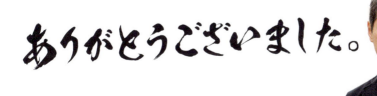

おわりに

いつも応援してくださる皆さん、
一緒に活動してくださる皆さんへ

　お世話になっております。日本の人口増加を目指す男、藤江です。

　これだけの異常事態が起き、誰にでもわかる状況になっているにもかかわらず、今の日本がこの状況のままっておかしくないですか!?

　本書をお読みくださった皆さんの中には、いわゆるコロナ禍において、悔しい思いをされたことがある方もいらっしゃると思います。

　ある人は、ワクチンのリスクを伝えたら、陰謀論者だと思われて、友だちと疎遠になってしまった。

　ある女性は、ワクチンを打たないと伝えたら、子どもから頭がおかしくなったと言われ、精神科に連れて行かれた。

　ある小学生は、マスクをしなかったために、友だちから仲間外れにされた。

　ある女性は、夫がワクチンを打ってすぐに亡くなったことを伝えると、「ワクチンに関係なく、たまたま死亡したのだろう」と頭ごなしに否定された。

　ワクチン接種で息子を失った父親は、テレビの取材を何度も受けたが、放送されることはなかった。

　ある研究者は、日本を守りたいという一心で勇気を奮って行動した結果、大学をクビになってしまった。

　ある製薬会社の社員は、「ワクチンを売りたくない！」と問題提起し、会社で不遇を受けている。

　果たして、彼・彼女らの主張は間違っていたのでしょうか？

　主張が正しいか間違っているかではなく、おそらく、大きな流れに従わなかったことが問題となったのでしょう。

「新型コロナウイルスは怖いもので、感染対策は極めて重要。ワクチンはみんなのためにも打ったほうがいい」という〝設定〟から逸脱すると、仲間外れにされました。

「本当にコロナウイルスは怖いものなのか？」「この感染対策は意味あるのか？」「ワクチンは安全なのか？」などと〝議論すること自体〟が拒まれました。

どうやらこの世界は、あるいは今の日本は、大きな流れに疑義を唱えず、黙ってそれに従って生きるほうが得なようです。

どれだけ人が死亡しようとも、どれだけワクチン被害が出ようとも、メディアは報じない、国も動かない、これが今の大きな流れです。

この流れに逆らわず、ワクチン被害の問題など声に出さずに、ひっそりと自分はワクチン接種するのを止める、これが賢い選択なのかもしれません。

今、この文章を読んでくださっている方は、おそらく私の発信を見てくださっている方が多いかと思うのですが……皆さんは、このような生き方をしたいですか？　死んでも嫌ですよね。命に関わる異常事態が起きているのだったら、誰かに伝えなければいけませんよね‼

私はこの数年、さまざまな情報を表やグラフにまとめてきました。

私は「情報源」を作り、その「情報」が、私の手から離れてどんどん広がってくれたらいいなと思っております。「藤江さんのグラフは、人に伝えるのにとても使いやすい」などと言っていただけるなら、とても光栄に思います。

今回の本の1つのコンセプトとして、皆さんが人に伝えようとしたときに使いやすい本を目指しました。まだ情報が行き届いていない人に伝える際に、この本があると話が通じやすくて助かる、そのような本です。

人に見せながら説明するにあたり、見やすく全ページカラーにし、本をグッと開いても、普通の本のように壊れにくい加工で作りました。また、出版社に無理を言い、グラフや表のページをコピーして配ってもいいという許可も特別にもらいました。コピーしやすいように、本を開くとちょうどA4サイズになっています。

ぜひ、気に入ったグラフや表をコピーして、まだ情報が届いていない人にしっかり伝えてほしいです。そして、問いかけてみてください。

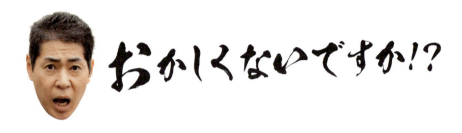

おかしな日本を、"まともな日本へひっくり返すツール"として、どうぞ本書をお使いくださいませ。

以上、藤江でした。ごきげんよう。体に気をつけて。また会いましょう。

藤江関連サイト

▶YouTubeチャンネル

・日本の人口増加を目指す男、藤江です！【メインチャンネル】
https://www.youtube.com/c/JINKOUZOUKA/

・地域と日本の存続のために！【藤江2ndチャンネル】
https://www.youtube.com/@FUJIE2

・今こそ！三千年の底力【藤江3rdチャンネル】
https://www.youtube.com/@FUJIE3

・四海兄弟【藤江4thチャンネル】
https://www.youtube.com/@FUJIE4

・五穀豊穣【藤江5thチャンネル】
https://www.youtube.com/@FUJIE5

・六根清浄【藤江6thチャンネル】
https://www.youtube.com/@FUJIE6th

・七生報国【藤江7thチャンネル】
https://www.youtube.com/@fujie7th

▶X(Twitter)

https://twitter.com/JINKOUZOUKA_jp

▶ニコニコ動画

https://www.nicovideo.jp/user/5457748

▶藤江の「真の」日本人増加計画(ニコニコチャンネル＋)

https://nicochannel.jp/fujie/

▶藤江の活動を支援していただける方向け

【藤江支援口座】
ご案内　住信SBIネット銀行　ミカン支店(店番号103)
口座番号　3107694 口座名義　フジエ　マサミツ

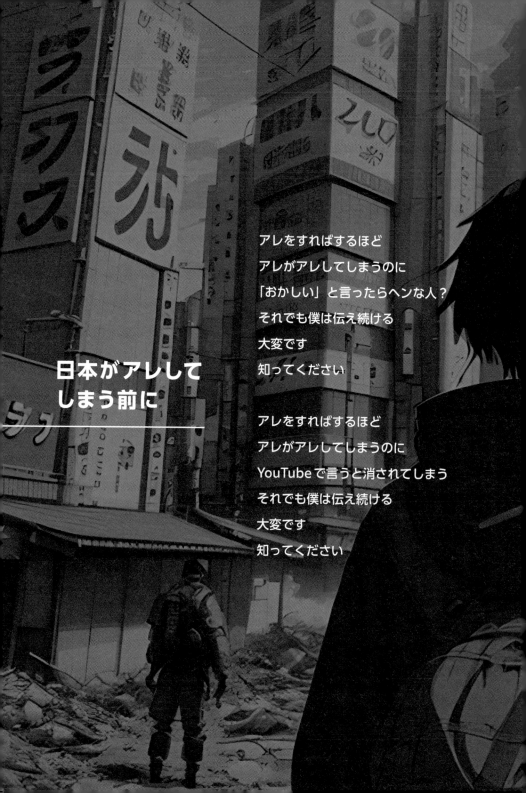

日本がアレして しまう前に

アレをすればするほど
アレがアレしてしまうのに
「おかしい」と言ったらヘンな人？
それでも僕は伝え続ける
大変です
知ってください

アレをすればするほど
アレがアレしてしまうのに
YouTubeで言うと消されてしまう
それでも僕は伝え続ける
大変です
知ってください

たくさんの日本人が
アレでアレしてしまっています
でもね、僕は信じてる
一緒に乗り越えよう

アレをすればするほど
アレがアレしてしまうけれど
僕たちの力で
変えていけるから
Woo Yeah！

たくさんの日本人が
アレでアレしてしまっています
でもね、僕は諦めない
仲間がいるから

アレをすればするほど
アレがアレしてしまうけれど
みんなの力で
ひっくり返そう！

藤江チャンネル非公式テーマソング
（ver2024.7）

装丁・本文デザイン・DTP　　八田さつき
図版・スライド作成協力　　上野槙子

おかしくないですか!?
日本人・謎の大量死
── 知ってください、衝撃の事実

2025年5月1日　　第1版第1刷発行
2025年6月12日　　第1版第2刷発行

著　者　　藤江成光
発行人　　宮下研一
発行所　　株式会社方丈社
　　　　　〒101-0051
　　　　　東京都千代田区神田神保町1-32　星野ビル2F
　　　　　Tel.03-3518-2272/Fax.03-3518-2273
　　　　　HP https://hojosha.co.jp

印刷所　　中央精版印刷株式会社

・落丁本、乱丁本は、お手数ですが、小社営業部までお送りください。送料当社負担でお取り替えします。
・本書のコピー、スキャン、デジタル化等の無断複製は著作権法での例外を除き、禁じられています。
　本書を代行業者の第三者に依頼してスキャンやデジタル化することは、
　たとえ個人や家庭内での利用であっても著作権法上認められておりません。
Ⓒ Masamitsu Fujie , HOJOSHA 2025 Printed in Japan
ISBN978-4-910818-24-5